Meistern Sie Angst und Sorgen!

Meistern Sie Angst und Sorgen!

Craske / Barlow

Michelle G. Craske
David H. Barlow

Meistern Sie Angst und Sorgen!

Generalisierte Angststörung bewältigen – ein Patientenmanual

Deutschsprachige Ausgabe herausgegeben von Christoph Flückiger

Aus dem Englischen übersetzt und adaptiert von Christoph Flückiger in Zusammenarbeit mit Isabelle Bättig und Lena Forrer

hogrefe

Bibliografische Information der Deutschen Nationalbibliothek
Die Deutsche Nationalbibliothek verzeichnet diese Publikation in der Deutschen Nationalbibliografie; detaillierte bibliografische Daten sind im Internet über http://www.dnb.de abrufbar.

Verantwortliche Person in der EU:
Hogrefe Verlag GmbH & Co. KG, Merkelstraße 3, 37085 Göttingen, info@hogrefe.de

Anregungen und Zuschriften bitte an den Hersteller:
Hogrefe AG
Lektorat Psychologie
Länggass-Strasse 76
3012 Bern
Tel. +41 31 300 45 00
verlag@hogrefe.ch
www.hogrefe.ch

Lektorat: Dr. Susanne Lauri
Bearbeitung: Elke Renz, Stutensee-Spöck
Herstellung: René Tschirren
Umschlagabbildung: © kupicoo
Umschlaggestaltung: Hogrefe AG, Bern
Druckvorstufe: Claudia Wild, Konstanz
Druck und buchbinderische Verarbeitung: AZ Druck und Datentechnik GmbH, Kempten
Printed in Germany

«Mastery of Your Anxiety and Worry: Workbook», second edition, was originally published in English in 2006.
This translation is published by arrangement with Oxford University Press.

1. Nachdruck 2025 der 1. Auflage 2016

(E-Book-ISBN_PDF 978-3-456-95533-9)
(E-Book-ISBN_EPUB 978-3-456-75533-5)
ISBN 978-3-456-85533-2

Inhalte Ihres Angst- und Sorgen-Behandlungsprogramms

Vorwort

Christoph Flückiger, Fachpsychologe für Psychotherapie, Universität Bern

> **«Sorgen sind wie Gespenster:**
> **Wer sich nicht vor ihnen fürchtet, dem können sie nichts anhaben.»**
> *Deutsches Sprichwort*

Sich im Alltag um Dinge zu sorgen, ist in vielen Fällen berechtigt. Sie haben sich vielleicht auch schon einmal gewünscht, dass eine andere Person sich durchaus etwas mehr Sorgen machen dürfte. Sich zu sorgen und Sorge zu tragen, gehören im Alltag oftmals zusammen. Bei Personen, die an einer generalisierten Angststörung leiden, laufen die Sorgen jedoch aus dem Ruder. Sie leiden darunter, dass sie sie nicht mehr stoppen können. Die generalisierte Angststörung zeichnet sich durch allgemeine Stresssymptome sowie durch übermäßige und unkontrollierbare Sorgenketten aus, die sich beispielsweise in Gesundheitssorgen um sich und andere, Finanzsorgen, familiären Sorgen, sozialen Sorgen sowie Sorgen um den Alltag und das Weltgeschehen manifestieren. Die generalisierte Angst kann nur dann in die Therapie integriert werden, wenn die Behandler die Symptomatik auch effektiv erkennen. Viele Patienten versuchen im Erstkontakt, ihre innere emotionale Aktivierung nicht nach außen zu tragen, so dass ihre Nervosität kaum beobachtbar ist. Werden die Patienten direkt angesprochen, so berichten sie jedoch zumeist bereitwillig über ihre Hauptsymptome (das Planen lässt sich nicht stoppen, innerer Stress, großer Leidensdruck).

Angsterleben ist ein Motor dafür, dass sich Menschen weiterentwickeln und sich gleichzeitig andern gegenüber menschlich verhalten. Angsterleben kann existenzielle Fragen aufwerfen: Lohnt sich der Aufwand und die Gefahr des Scheiterns wirklich? Gefährde ich andere? Verhalte ich mich egoistisch? Welche Verantwortung trage ich mir und den anderen gegenüber? Das Therapieziel ist, die Ängste nicht «wegzumachen», sondern das Angsterleben so zu adaptieren, dass es seine zentrale Rolle im psychosozialen Funktionieren entfalten kann.

Die übermäßigen Sorgen bringen die Personen oftmals dazu, sich weiterhin zu sorgen oder unzählige Dinge zu tun, um sich davor zu schützen. Die Personen lenken sich beispielsweise ab oder bereiten sich bis ins letzte Detail vor, damit sie sich nicht sorgen müssen. Diese Ablenkungen und Vorbereitungen können die Personen zusätzlich stressen. Ein zentraler Punkt im Bewältigen des Sorgenprozesses ist, dass Personen mit einer generalisierten Angststörung den durch die Sorgen verursachten Stress als Beweis seiner Gefährlichkeit annehmen. Diese emotionale Spirale führt dazu, dass ihre Gedanken immer schneller gefährlich kreisen.

Die eskalierende emotionale Spirale kann sich auch unmittelbar in der Therapie manifestieren. Insbesondere der Therapiebeginn kann mit vielen Unsicherheiten verbunden sein, so dass die Therapie selbst zum Inhalt des Sorgenprozesses werden kann. Kliniker berichten in solchen Situationen beispielsweise, dass ihre Patienten kaum die Möglichkeit finden, einen Fuß in die Therapie zu bekommen oder dass sie sich von Nebensächlichkeiten stark ablenken lassen. Ein detailliertes Wissen über die individuelle Erscheinungsform der generalisierten Angststörung kann betroffenen Personen helfen, sich gut auf ihre unmittelbare Therapie einzustellen und vorzubereiten. Die Therapie wird dadurch vorhersagbar, was die therapiebezogenen Sorgen eindämmen kann.

Die Autoren des vorliegenden Patientenmanuals, Prof. Dr. Michelle Craske und Prof. Dr. David Barlow, sind zwei der renommiertesten Forscher im Bereich der Angststörungen und verfügen über jahrelange klinische Erfahrung als Psychotherapeuten. «Meistern Sie Angst und Sorgen» ist international eines der am meisten eingesetzten Patientenmanuale im Bereich der generalisierten Angststörung. Wir haben bei der Übersetzung darauf geachtet, dass sie dem deutschen Sprachraum angepasst ist. So sind beispielsweise die anonymisierten klinischen Beispiele dem deutschen Sprachraum entnommen. Das Buch hat sich für die Vorbereitung und die Durchführung von Psychotherapien als äußerst hilfreich erwiesen. Das Patientenmanual ist in einzelne Themenblöcke gegliedert und kann von vorne nach hinten durchgearbeitet werden. Die Themenblöcke sind jedoch so konzipiert, dass in jedem Themenblock ein gesondertes Thema präzis und gut verständlich aufgearbeitet wird, was einen klaren und dennoch flexiblen Umgang mit dem Manual erlaubt. Setzen Sie das Patientenmanual ein und lassen Sie sich selbst davon überzeugen!

Kurze Beschreibung dieses Patientenmanuals

In diesem Patientenmanual werden Sie lernen, Ihre außer Kontrolle geratenen und unproduktiven Sorgen und Ängste wieder zu kontrollieren. Das Manual ist in Themenblöcke aufgeteilt. In jedem Themenblock werden Sie eine spezifische Fähigkeit erlernen. Die Fähigkeiten bauen aufeinander auf, Sie werden also teilweise in einem neuen Themenblock auf Fähigkeiten zurückgreifen, die Sie in einem früheren Themenblock gelernt haben. Die unterschiedlichen Fähigkeiten beinhalten, dass Sie lernen, die körperliche Anspannung zu reduzieren, das übermäßige Sich-Sorgen zu kontrollieren und mit realen Problemsituationen umzugehen. Das Patientenmanual ist so strukturiert, dass Sie sich gut auf die weiteren Therapieschritte vorbereiten können und sich so keine Sorgen machen müssen. Sie werden Ihre individuellen Probleme verstehen und verändern können.

Am Ende jedes Themenblocks finden Sie weiterführende Übungen, um die Aspekte der generalisierten Angststörung besser zu verstehen und zu verändern. Die meisten Personen gehen die Themenblöcke mehrmals durch und vertiefen sie in der Therapie. Das Tempo der Durchführung dieses Manuals hängt von Ihnen ab. Versuchen Sie, regelmäßig dranzubleiben – Regelmäßigkeit ist ein entscheidender Faktor zum Gelingen einer Therapie.

Themenblock 1:
Ist dies die richtige Therapie für Sie? Merkmale der generalisierten Angst

Ziele:

- Die Aspekte einer generalisierten Angststörung kennen
- Zwischen normalem und übermäßigem Sich-Sorgen unterscheiden können
- Entscheidungshilfe, inwieweit dies die richtige Therapie für Sie ist

Was ist eine generalisierte Angststörung (GAS)?

Es gibt zwei Hauptmerkmale der generalisierten Angststörung. Das erste Merkmal besteht darin, dass man sich *übermäßige Sorgen* macht. Diese Sorgen beziehen sich auf Dinge, die entweder mit geringer Wahrscheinlichkeit eintreffen oder die im Realfall viel einfacher zu handhaben wären, als die Furcht davor es einem nahelegt. Beispiele dafür sind Sorgen über die Gesundheit von Familienmitgliedern, darüber, nicht alles pünktlich erledigen zu können, oder aber Sorgen darüber, schlechte Eltern und/oder Ehepartner zu sein. Meist beziehen sich die Sorgen auf die Zukunft. Daher ist generalisierte Angst durch «Was wäre wenn»-Aussagen charakterisiert.

Exzessives Sich-Sorgen wird als *nicht kontrollierbar* erlebt und lässt sich typischerweise sehr schwer unterbinden. In gewissen Momenten versucht man, sich gegen das ständige Sich-Sorgen zu wehren, da es als maßlos, nicht normal oder unangenehm empfunden wird. In anderen Momenten fühlt es sich so an, als könnte etwas Schlimmes geschehen, wenn man sich keine Sorgen machen würde – so, als würden die Sorgen vor Unglück schützen oder eine abergläubische Magie besitzen. Manchmal berichten Menschen, die sich andauernd sorgen, dass sie nervös werden, wenn Dinge in ihrem Leben gut laufen. Sie empfinden diesen Zustand als ein Gefühl der «Ruhe vor dem Sturm». Insgesamt ergibt sich eine Tendenz, sich zu sorgen, auch wenn nichts vorhanden ist, worüber man sich Sorgen machen müsste.

Es scheint, als hätte man sich an das ständige Sorgen gewöhnt. Später in diesem Themenblock werden wir auf diese Art von Sich-Sorgen noch genauer eingehen.

Das zweite Hauptmerkmal der generalisierten Angst umfasst das Erleben einer hohen physischen Anspannung, Nervosität und/oder Überempfindlichkeit. Die körperliche Anspannung ist vermutlich Folge der überhöhten chronischen Sorgen. Die erhöhte Anspannung kann wiederum zu zusätzlichen Sorgen führen. Allgemein fällt es schwerer, besorgt zu sein, wenn man sich körperlich absolut entspannt und ruhig fühlt. Offensichtlich schaukeln sich die Anspannung und die übermäßigen Sorgen gegenseitig auf. Dadurch kann ein Teufelskreis entstehen. Die körperliche Anspannung kann unterschiedliche Symptome erzeugen, wie beispielsweise Muskelverspannungen und -schmerzen, Kopfschmerzen, Schlafprobleme, niedrige Konzentration, Durchfall und/oder häufiges Wasserlassen, Rastlosigkeit und Schwierigkeiten, zur Ruhe zu kommen. Oftmals sind es gerade diese unangenehmen körperlichen Symptome, die Personen dazu bewegen, Hilfe in Anspruch zu nehmen.

Sehen Sie Ähnlichkeiten zu sich persönlich?

Um Sie bei Ihrer Entscheidung zu unterstützen, inwieweit unsere Therapie für Sie geeignet ist, möchten wir Ihnen folgende Beispiele vorstellen.

1. Beispiel: Anne

Anne ist eine 38-jährige Mutter zweier Kinder von 12 und 14 Jahren. Sie ist Pflegefachfrau und kürzlich zur stellvertretenden Leiterin der örtlichen Spitex (Einrichtung für spitalexterne Hilfe und Pflege) befördert worden. Vor sechs Jahren ist sie nach der Babypause in ihren ursprünglichen Beruf zurückgekehrt. Anne kam ins Psychotherapeutische Zentrum, da sie sich die ganze Zeit über sehr müde, erschöpft und gereizt fühlte. Außerdem klagte sie über Kopfschmerzen und einen schlechten Schlaf. Im Verlauf des Gesprächs stellte sich heraus, dass Anne sehr besorgt war, wie sie die verschiedenen Aufgaben der Spitex sinnvoll koordinieren könnte. Sie ärgerte sich darüber, dass sich das Spitex-Team ihrer Meinung nach nicht genügend um die jeweiligen Aufgabenbereiche kümmerte. Aus diesem Grund bevorzugte es Anne, die Aufgaben selbst zu erledigen. Sie dachte, es liege in ihrer Verantwortung, sicherzustellen, dass die verschiedenen Aufgaben genau und richtig ausgeführt würden. Zusätzlich war Anne sehr beunruhigt über die Zukunft ihrer beiden Kinder. Nicht nur über deren aktuelle Schulsituation sorgte sich Anne, sondern auch darüber, wie sie sich zukünftig entwickeln und ob sie glücklich sein würden. Zusätzlich hatte sie anhaltende finanzielle Sorgen, obschon der Ehemann als Bankangestellter über ein gutes Einkommen verfügte und diese Sorgen nicht mit ihr teilte. Obwohl Anne wusste, dass sie sich übermäßig sorgte, konnte sie dies dennoch nicht stoppen.

Anne berichtete, dass sie normalerweise eine oder zwei Stunden pro Nacht wach liege und sich Gedanken zu all diesen Dingen mache, aber auch darüber, was sie am nächsten Tag alles zu tun haben werde. Es gab jedoch auch Momente, in welchen sie sich nicht sorgte. Wenn sie zum Beispiel einen Patienten behandelte oder mit ihrer Familie diskutierte, schaffte sie es, sich darauf zu konzentrieren. Sobald sie aber einer Gewohnheit nachging, etwa die Wäsche machte oder Auto fuhr, kreisten ihre Gedanken um mehrere mögliche Katastrophen, die geschehen könnten. Dies beinhaltete, dass sie sich vorstellte, entlassen zu werden, weil sie ihre Arbeit nicht gemacht habe, oder dass ihre Kinder mit dem Fahrrad in einen Autounfall verwickelt sein könnten. Sie machte sich ständig Gedanken darüber, was sie tun könnte, um diese schlimmen Dinge zu verhindern. Ihre Familie hatte ihr rückgemeldet, dass sie in den letzten Monaten sehr empfindlich und oft gereizt reagiert habe. Anne selber bemerkte, dass ihr Stresslevel und ihre Ängstlichkeit seit ihrer Beförderung gestiegen waren, und dass sie kaum einen Moment fand, um sich zu erholen. Sie gab an, dass sie sich an eine Zeit erinnere, in der sie sich nicht so gefühlt hätte. Anne sagte, dass die Dinge sie während der Ausbildung nicht in gleichem Maße belastet hätten, wie dies jetzt der Fall war. Schon seit einiger Zeit merkte sie, dass sie alles sehr ernst nahm und das Gefühl hatte, auf jede mögliche Situation, die schief gehen könnte, vorbereitet sein zu müssen. Sie machte sich beinahe täglich Sorgen. Die Sorgen wurden während der letzten Jahre zur Gewohnheit und wurden durch den Stress seit der Beförderung noch zusätzlich verstärkt.

2. Beispiel: Max

Max meldete sich beim Psychotherapeutischen Zentrum, da er unbestimmte, nicht definierbare Ängste erlebte. Max war ein 35-jähriger alleinstehender Computerberater und Mitinhaber eines Hotels für Rucksacktouristen. Er berichtete, er könne nicht aufhören, sich Sorgen über die Zukunft des Hotels zu machen. Speziell genervt war er über seinen Geschäftspartner, da dieser sich keine Sorgen über die Zukunft des Hotels zu machen schien. Kleine Themen im Hotel, wie zum Beispiel die Art und Weise, wie die Frotteewäsche in den Schränken verstaut oder die Dekoration gestaltet wurde, waren für Max zentrale Angelegenheiten. Er fühlte sich so, als ob er nicht still sitzen könne, bis alles an seinem richtigen Platz und perfekt sei. Max war zudem sehr besorgt über die finanzielle Absicherung des Hotels, obschon die Zimmer sehr gut belegt waren. Außerdem machte sich Max ständig Sorgen, einen Fehler bei der Arbeit zu machen. Er war sehr besorgt darüber, dass er entlassen werden könnte, und dies, obwohl seine Arbeitsleistungen im Team stets sehr geschätzt worden waren und sich noch nie jemand über seine Arbeit beschwert hatte. Aufgrund seines konstanten Zustandes des Sich-Sorgens erlebte Max öfters Panikattacken. In diesen Situationen erlebte er einen plötzlichen Schub intensiver Furcht, begleitet von intensiven körperlichen Symptomen wie Kurzatmigkeit und Herzrasen. Er bemerkte, dass der von ihm erlebte Stress die Panikattacken mitverursachte. Diese stellten jedoch nur eine von vielen Beunruhigungen dar. Max war besorgt um sein Hotel und über seinen Job. Zusätzlich ärgerte sich Max über die kleinsten Unannehmlichkeiten wie beispielsweise schlechte Wetterverhältnisse, die seine Heimfahrt nach der Arbeit etwas verlangsamten. Seine wiederkehrende Ungeduld irritierte auch sein soziales Umfeld. Er wurde öfters ärgerlich über die «Dummheit» oder die «Langsamkeit» der anderen und fühlte, dass er seinen Freunden und seiner Familie nicht zutraute, Dinge für ihn zu erledigen. Schon in der Grundschule sei Max intensiv darüber besorgt gewesen, inwieweit er den anderen Kindern gefalle und ob er das Falsche sage oder das Richtige tue.

Welches sind die spezifischen Kriterien einer generalisierten Angststörung?

Um die Diagnose einer generalisierten Angststörung stellen zu können, arbeiten wir mit den Kriterien, welche im *Diagnostic and Statistical Manual of Mental Disorders (DSM-5, deutsch: Diagnostischer und statistischer Leitfaden psychischer Störungen)* definiert worden sind.

Das Hauptmerkmal der generalisierten Angststörung zeichnet sich durch übermäßige und ständig vorhandene Sorgenketten aus. Diese Sorgen treten über verschiedene Lebensbereiche hinweg auf, beispielsweise in Beziehungen zu Familienmitgliedern und Freunden, möglicherweise begleitet von Gesundheitsängsten und Sorgen um das Wohlbefinden von einem selbst oder von anderen Familienmitgliedern; Sorgen über Ordnung und Sauberkeit im eigenen Haushalt, über die Arbeitsbelastung, über die eigene finanzielle Situation und/oder über selbstbewusstes Durchsetzungsvermögen. Es können aber auch verschiedene andere Bedenken über Reinlichkeit, Pünktlichkeit etc. auftreten. Üblicherweise gehen die Sorgen mit einem übertriebenen Perfektionismus einher, Fehler verhindern zu wollen, mit einem übersteigerten Verantwortungsbewusstsein und/oder dem verbissenen Versuch, die Kontrolle aufrecht zu erhalten. Im Vordergrund steht dabei die allgemeine Absicht, auf unangenehme Dinge vorbereitet zu sein und diesen, wenn möglich, zuvorzukommen, um sie zu verhindern.

Um von einer generalisierten Angstproblematik zu sprechen, sollte diese Art von Besorgtsein seit mindestens vier Wochen andauern.

Außerdem dürfen die Sorgen nicht auf ein unmittelbar vorangegangenes traumatisches Erlebnis, wie beispielsweise einen schweren Autounfall oder eine kürzlich erfolgte Scheidung, zurückzuführen sein. Weiter werden die Schwierigkeiten im Unterbrechen der Sorgen hervorgehoben. Manche Personen mit einer generalisierten Angststörung berichten, dass sie genau wissen, dass ihre Sorgen übertrieben sind, sie können diese jedoch nicht abschalten – was viele Betroffene wiederum als zusätzlichen Kontrollverlust erleben.

Weiter müssen drei oder mehr der folgenden Symptome während mindestens vier Wochen durchgehend vorhanden sein.

- Rastlosigkeit, das Gefühl von Anspannung oder Ungeduld
- Schnelle Ermüdbarkeit

- Konzentrationsschwierigkeiten
- Reizbarkeit
- Muskelverspannungen
- Schlafstörungen (Einschlaf- und Durchschlafschwierigkeiten, Ruhelosigkeit, nicht erholsamer Schlaf)

Diese Symptome dürfen nicht die direkte Folge einer körperlichen Krankheit sein. Falls im vorangegangenen Jahr keine Hausarztkonsultation erfolgt ist, kann eine medizinische Voruntersuchung angebracht sein, um eine mögliche körperliche Ursache ausschließen zu können. Die übermäßigen Sorgen der generalisierten Angststörung kreisen oft auch um mögliche körperliche Krankheiten.

Wie häufig ist generalisierte Angst?

Generalisierte Angst ist ziemlich verbreitet. Die längerfristige Wahrscheinlichkeit, an einer generalisierten Angststörung zu erkranken, wird in der Gesamtbevölkerung der Schweiz, wie auch in anderen europäischen Ländern, auf 5–10 % geschätzt. Hochgerechnet sind dies in der Schweiz etwa 500 000 Personen, die längerfristig einmal in ihrem Leben an einer generalisierten Angstsymptomatik leiden. Die Erfahrung intensiver allgemeiner Angst ist ein wichtiger Teil der meisten anderen Angststörungen, beispielsweise der Phobien oder Panikstörungen. Angststörungen insgesamt treten in der Gesamtbevölkerung öfters auf als beispielsweise Alkohol- oder Drogenmissbrauch. Die generalisierte Angststörung zieht sich durch alle sozioökonomischen Schichten und kann in allen Berufsgruppen auftreten. Im Gesundheitssystem werden Personen, die an einer generalisierten Angststörung leiden, oftmals ungenau diagnostiziert. Verwechslungen mit anderen psychischen Erkrankungen, insbesondere mit Depressionen oder mit anderen spezifischen Angststörungen, sind häufig. Menschen, die an einer generalisierten Angststörung leiden, sind oftmals auch von einer weiteren Störung betroffen; sogenannte «Komorbidität» ist gängig. Dies kann dazu führen, dass Patienten mit einer generalisierten Angststörung suboptimal behandelt werden.

Generalisierte Angststörung im Alter

Die Wahrscheinlichkeit, an einer generalisierten Angststörung zu erkranken, nimmt mit dem Alter zu. Die Ängste haben einen verständlichen Nährboden: Sorgen über die Gesundheit und die Arbeitsplatzsicherheit, über die Familie und die sozialen Funktionen nehmen im Lebensverlauf oftmals zu. Aufgrund dieser Fokussierung denken ältere Menschen häufig, dass sie weniger gesund sind, als sie es in Wirklichkeit sind. Die Funktionsfähigkeit des eigenen Körpers nimmt mit dem Alter tendenziell ab (spürbar durch geringere Beweglichkeit und Übergewicht), so dass viele Personen ihre körperlichen Grenzen weniger stark herausfordern und diese dadurch weniger gut kennen als in der Jugend. Personen mit einer generalisierten Angststörung haben besonders starke Tendenzen, ihre aktuelle körperliche Verfassung zu unterschätzen. Sorgen über die Gesundheit können zu einem zentralen Lebensinhalt werden.

Generalisierte Angst oder Lebenskrise/Schicksalsschlag?

Viele der Faktoren, welche eine generalisierte Angststörung auszeichnen, können ebenfalls in Lebenskrisen oder bei Schicksalsschlägen auftreten. Viele Personen, die ein Familienmitglied durch einen schweren Autounfall verloren haben, tendieren beispielsweise dazu, sich Sorgen zu machen, und erleben ebenfalls die oben genannten Symptome. Der Unterschied besteht darin, dass die generalisierte Angststörung nicht vollumfänglich mit bedeutenden Lebensereignissen zu erklären ist. Das abgrenzende Merkmal der Störung besteht darin, dass man sich Sorgen über Dinge macht, die objektiv keine reale Gefahr darstellen.

Ein anderes Unterscheidungsmerkmal bezieht sich auf den Verlauf der generalisierten Angststörung und des traumatischen Ereignisses. Wenn ein traumatisches Ereignis eintrifft und Sie sich ein Jahr später immer noch übermäßige Sorgen über unterschiedlichste Lebensumstände machen und Sie immer noch starke körperliche Symptome und Anspannung erleben, dann ist es wahrscheinlich, dass sich eine generalisierte Angststörung entwickelt hat, welche wahrscheinlich durch das Trauma ausgelöst wurde. Es ist oftmals so, dass sich die Symptome einer generalisierten Angststörung in stressreichen Zeiten zusätzlich ausweiten oder sich erst vollständig ausbilden.

Normale Sorgen und übermäßige Sorgen

Die meisten Menschen tendieren dazu, sich zu gewissen Zeiten Sorgen zu machen – sich zu sorgen ist oftmals sehr hilfreich: Es kann dabei helfen, sich auf Situationen vorzubereiten, Probleme anzugehen und zu lösen oder zu entscheiden, wie man mit schwierigen Situationen umgehen soll (z. B. mit Prüfungen). Wann aber werden die Sorgen zu einem Problem, und wie? Im Themenblock 3 werden wir uns intensiver mit möglichen Ursachen der übermäßigen Sorgen auseinandersetzen. Wichtig erscheint es hier, darauf hinzuweisen, dass normale und übermäßige Sorgen nicht immer ganz eindeutig zu trennen sind. Die folgenden Fragen können Ihnen helfen, zwischen normalen und übermäßigen Sorgen zu differenzieren.

- Sorgen Sie sich um Dinge, um welche die meisten anderen Personen nicht besorgt sind (z. B. das Gras im Garten)?
- Sorgen Sie sich über Dinge, über die sich andere Personen auch Sorgen machen (z. B. die Sicherheit Ihrer Kinder), jedoch in einem viel größeren Ausmaß?
- Empfinden Sie es als schwierig, Ihre Sorgen zu stoppen, und haben Sie dadurch Mühe, sich zu entspannen?
- Sorgen Sie sich die meiste Zeit, ohne zu einer Lösung zu gelangen?
- Glauben Sie, dass etwas Schlimmes geschehen könnte, wenn Sie sich keine Sorgen machen würden?
- Machen Sie sich auch dann Sorgen, wenn in Ihrem Leben alles gut läuft?
- Haben Sie das Gefühl, dass Sie durch Ihre Sorgen verrückt werden?

Wenn Sie die meisten oder alle Fragen mit Ja beantwortet haben, erleben Sie wahrscheinlich mehr Sorgen, als es üblicherweise der Fall ist.

Übermäßige Sorgen bei anderen psychischen Störungen

Generalisierte Angst ist ein häufiges Nebenmerkmal von vielen unterschiedlichen Angst- und Stimmungsstörungen. Damit Ihre psychische Verfassung genau eingeschätzt werden kann, wird zu Beginn einer Therapie zumeist eine ausführliche diagnostische Abklärung gemacht. Wenn Sie sich beispielsweise übermäßige Sorgen machen, sich jedoch gleichzeitig traurig und hoffnungslos fühlen, Ihre Interessen vollkommen verloren haben und sich äußerst energielos fühlen (all dies sind Zeichen einer depressiven Stimmung), dann würde genau geprüft, inwieweit eine alternative psychotherapeutische Behandlung passender wäre. Auch wenn sich Ihre Sorgen auf ein spezifisches Objekt (wie ein Tier), eine spezifische Situation (wie in einem Lift stecken zu bleiben oder vor einer Gruppe zu sprechen) oder einen spezifischen Fremdkörper (wie bestimmte Chemikalien, die Sie auf alle Fälle vermeiden) bezieht, dann entscheiden Sie mit der Fachperson, inwieweit ein anderes therapeutisches Vorgehen allenfalls geeigneter wäre.

Alternative Behandlungen

Auch wenn Sie in Ihrer Vergangenheit schon einmal professionelle Hilfe in Anspruch genommen haben oder Medikamente nahmen, um Ihre Angst zu behandeln, so können Sie trotzdem von diesem Manual profitieren.

Wir empfehlen, während dieser Therapie keine weitere Psychotherapie zu besuchen, die ebenfalls auf die Behandlung Ihrer Angst ausgerichtet ist. Wie bei allen Behandlungen, die auf das gleiche Problem fokussiert sind, können Mitteilungen vermischt oder durcheinandergebracht werden. Daher ist es deutlich effektiver, nur an einer Behandlung teilzunehmen. Wenn sie jedoch zusätzlich an einer Psychotherapie teilnehmen, die auf andere Aspekte wie beispielsweise Eheprobleme fokussiert, sehen wir keinen Grund, warum diese beiden Behandlungen nicht gleichzeitig durchgeführt werden sollten.

Falls Sie momentan eine andere Behandlung besuchen, die spezifisch Ihre generalisierte Angst behandelt, empfehlen wir Ihnen, diese Behandlung weiterzuführen, bis Sie sich sicher sind, dass sie bei Ihnen Veränderungen mit sich bringt oder dass sie auch nach intensiven Bemühungen für Sie ineffektiv ist. Wie Sie bald sehen werden, ist die Art der Behandlung, die in diesem Manual beschrieben wird, für viele Personen wirksam, was aber nicht bedeutet, dass andere Manuale nicht ebenso wirksam sein können. Vorliegendes Manual kann auch dann durchgeführt werden, wenn Sie aktuell Medikamente einnehmen, um Ihre Angst zu kontrollieren. Viele Personen steigen in die Therapie ein, während sie Medikamente nehmen. Annähernd 50 % der Personen konnten ihre Medikamente, zum Beispiel leichte Tranquilizer, sukzessiv absetzen, nachdem sie die Therapie beendet hatten. Sie benötigten die Medikamente in der Folge nicht mehr.

Idealerweise arbeiten Sie bei der Bearbeitung dieses Manuals mit dem Psychotherapeuten zusammen, der es Ihnen ausgehändigt hat.

Können Sie von dieser Behandlung profitieren?

Dieses Manual wurde im Zentrum für Stress und Angststörungen insbesondere von Prof. Dr. Michelle Craske und Prof. Dr. David Barlow in Albany (New York) entwickelt und wird laufend überarbeitet. Es basiert auf basalen psychotherapeutischen Veränderungsprinzipien. Psychotherapiestudien konnten aufzeigen, dass psychotherapeutische Behandlung gegen generalisierte Angststörung äußerst wirksam sein kann. Annähernd 70 % der Personen, die eine psychotherapeutische Behandlung durchführten, zeigten eine deutliche Verbesserung. Psychotherapie basiert auf Lernprinzipien, die Arbeit und Einsatz erfordern. Als Entscheidungshilfe, ob diese Therapie die Richtige für Sie ist, versuchen Sie dies: Denken Sie an alle Gründe, die Sie zu einer Veränderung bewegen. Erinnern Sie sich an alle Zeiten, in denen Sie sich unglücklich und erschöpft fühlten, in denen Sie sich von Ihrer Familie und Ihren Freunden genervt fühlten – und denken Sie an Ihre eigene physische Gesundheit. Zuletzt überlegen Sie sich, welche Dinge in Ihrem Leben besser wären, wenn Sie Ihre Sorgen und Ängste kontrollieren könnten.

Was sind die Kosten?

Der Zeitaufwand und die Energie, sich in einer psychotherapeutischen Behandlung zu engagieren, ist beachtenswert. Je mehr Sie investieren, desto mehr werden Sie davon profitieren. Wir werden Ihnen neue Wege des Denkens und Handelns aufzeigen, jedoch müssen diese Veränderungen durch Sie stattfinden. Die neuen Fähigkeiten sind nur so gut wie der Einsatz der Person, welche sie benutzt. Mit Ausdauer und Anstrengung können diese Fähigkeiten sehr effektiv sein. Es sind nicht der Schweregrad Ihrer Angst, Ihr Alter oder die Dauer der chronischen Angst, welche den Erfolg bestimmen. Ihre Motivation und Ausdauer dafür, Veränderungen zu erreichen, bestimmen Ihren Erfolg. Dies ist eine Entscheidung, die Sie jetzt machen sollten, mit Blick auf die potenziellen Gewinne. Haben Sie momentan die nötige Motivation, um das Programm mit vollem Einsatz zu bearbeiten? Denken Sie daran, dass Sie wahrscheinlich genau so viel Energie und Anstrengung für Ihre ständigen Sorgen und Ängste aufbringen, wie Sie für dieses Programm benötigen würden, dass Sie aber durch dieses Programm positive Resultate erzielen werden. Erinnern Sie sich auch daran, dass Sie über den Erfolg einer Behandlung nicht urteilen können, bevor Sie dieser eine faire Chance gegeben haben. In anderen Worten: Auch wenn Sie starke Zweifel gegen dieses besondere Vorgehen hegen, warten Sie, bis Sie es ausprobiert haben, um sich anschließend ein Urteil darüber zu bilden.

Wenn Sie momentan nicht die ausreichende Motivation aufbringen, ist es besser, das Manual zu einer anderen Zeit durchzuführen. Sie werden sich bald geschlagen geben müssen, wenn Sie dieses Programm nur halbherzig beginnen. Der folgende Entscheidungsbaum hilft Ihnen dabei, die endgültige Entscheidung darüber zu fällen, ob Sie dieses Programm zum jetzigen Zeitpunkt durchführen oder ob Sie warten wollen, bis Sie sich bereit fühlen. (Siehe Entscheidungsbaum Seite 22).

Entscheidungsbaum

Machen Sie sich ständig Sorgen? Ist das ständige Sich-Sorgen und die damit verbundenen körperlichen Leiden Ihr Hauptanliegen?

→ Nein: Wenn nicht, konsultieren Sie Ihren Arzt oder Psychiater/Psychologen und betrachten Sie alternative Behandlungsformen.

↓ Ja

Nutzen Sie andere psychologische Behandlungsformen, welche möglicherweise dieses Programm stören könnten?

→ Ja: Wenn ja, warten Sie, bis Sie die andere Behandlung abgeschlossen haben, und entscheiden Sie anschließend über diese.

↓ Nein

Denken Sie, dass die Gewinne die Kosten aufwiegen werden? Sind Sie motiviert, diesem Programm im aktuellen Zustand Priorität zu geben?

→ Nein: Wenn nein, warten Sie, bis Sie sich bereit fühlen.

↓ Ja

Dieses Programm ist passend für Sie!

Themenblock 2:
Lernen, Ihre eigene Angst zu erkennen

Ziele:
- Verstehen, warum die systematische Dokumentation Ihrer Sorgen und Stimmungen hilfreich sein kann
- Einführung in drei Arten von Dokumentation: Sorgentagebuch, Tagesstimmungsprotokoll und Fortschrittstagebuch

Tagebuch führen

Dieser Themenblock beschreibt eine einfache Methode, wie Sie Ihre Sorgen und Ängste systematisch beobachten können. Diese systematischen Beobachtungen sind ein wichtiger Bestandteil der gesamten Therapie, da Sie Ihnen unmittelbar Rückmeldungen über mögliche kleine Veränderungen Ihrer Symptomatik geben. Wie die Dokumentation beispielsweise des Blutzuckerspiegels bei Diabetikern ist die systematische und vollständige Dokumentation zentral, da wir nur so die feinen, kleinen Muster erkennen können. Im Gegensatz zu manchen Diabetikern müssen Sie das Tagebuch glücklicherweise nicht Ihr ganzes Leben führen, sondern nur im begrenzten Rahmen dieser Therapie.

Warum sich für diese Aufzeichnungen Zeit nehmen?

Es gibt viele Gründe, warum es uns wichtig erscheint, dass Sie Ihre Sorgen regelmäßig festhalten:

Intensive oder chronische Sorgen lösen oft das Gefühl aus, als seien sie außer Kontrolle geraten oder als hätten sie ein Eigenleben entwickelt. Sie kennen möglicherweise nur zu gut das Gefühl, Opfer der eigenen Sorgen zu sein. Sich als Beobachter der eigenen Sorgen zu sehen, ist ein erster Schritt, sich ein klein wenig davon zu distanzieren. Diese Distanzierung ist eine ganz zentrale Voraussetzung dafür, die eigenen Sorgenketten zu durchbrechen und unter Kontrolle zu bringen. Durch das stetige Aufzeichnen Ihrer Angst werden Sie lernen, zu beobachten, wann, wo und unter welchen Umständen Ihre Sorgen auftreten. Die Sorgen werden dadurch an Kontur und Klarheit gewinnen. Weiter werden Sie sich daran gewöhnen, dass die Sorgen gar nicht so grenzenlos und maßlos sind, wie Sie es vielleicht zuvor erlebt hatten. Als Ergebnis erhalten Sie ein Verständnis über die Einflussfaktoren, die Ihre Angst erhöhen. Dadurch üben Sie mehr Kontrolle über die Angst aus und werden weniger zu ihrem Opfer.

Zweitens werden Sie Ihre Sorgen genauer beschreiben und dadurch erkennen, wie diese Ihr Denken, Fühlen und Handeln beeinflussen. Diese Erkenntnisse sind sehr wichtig, weil sie einen Ansatzpunkt bieten, Ihr ängstliches Denken, Fühlen und Handeln im Verlauf der Therapie zu verändern. Diese Elemente können nur verändert werden, wenn man sie genau kennt.

Durch regelmäßiges und systematisches Tagebuchführen erhalten Sie genaue Informationen. Diese würden Sie nicht erhalten, wenn Sie sich im **Nachhinein** die Frage stellten: «Wie habe ich mich in letzter Zeit gefühlt?». Würden Sie gebeten, zu beschreiben, wie Sie sich in der letzten Woche gefühlt haben, so würden Sie vielleicht sagen, dass es für Sie sehr schlimm gewesen sei, obwohl es einige Momente gab, in der Sie sich relativ ruhig fühlten. Die Angst sorgt dafür, dass wir die Momente unterschätzen und vergessen, in denen wir uns weniger ängstlich fühlten. Die positiven Momente werden, wenn man in einem Angstzustand ist, im Rückblick etwas unterschätzt. Übrigens lässt sich auch das Gegenteil beobachten: In euphorischer Stimmung schieben wir die negativen Punkte etwas zur Seite.

Die Tendenz aber, negative Dinge besser zu erinnern, kann zur Chronifizierung der Sorgen beitragen. Das nachzuvollziehen, ist wichtig. Wir sind sozusagen in einer Spirale des Übels gefangen. Die Aufzeichnungen werden Sie jedoch zwingen, zu erkennen, dass Ihre Stimmung schwankt und dass es Zeiten gibt, in denen Sie sich weniger ängstlich fühlen als in anderen. Dies wird Ihnen helfen, sich vom Zustand des «Sorgenstrudels» zu befreien. Wenn Sie regelmäßig Tagebuch führen, werden Sie sich kontrollierter und weniger ängstlich fühlen.

Subjektive und objektive Beobachtung

Zu Beginn befürchten manche Personen, das ständige Dokumentieren ihrer Sorgen könnte sie noch mehr daran erinnern, wie ängstlich sie sich fühlen. Sie meinen, dies könnte sie wiederum noch mehr verängstigen, und dies möchten sie tunlichst verhindern. Um diese Bedenken auszuräumen, ist es wichtig, zwischen zwei Arten von Beobachtung von Stimmungszuständen zu unterscheiden, der subjektiven, frei flottierenden Beobachtung und der objektiven, systematischen Beobachtung.

Subjektive, frei flottierende Beobachtung bedeutet, in seine Gefühle «einzutauchen» und in diesen zu verweilen; zu beobachten, wie stark die Angst ist, wie sehr sie das Leben beeinträchtigen und wie unkontrollierbar sie sind. Diese Art der Beobachtung verstärkt insgesamt ein Gefühl wie «in einer riesigen Schüssel mit Gelatine zu stecken und zu wissen, dass man nicht mehr heraus kann».

Subjektive, frei flottierende Beobachtung kennen Sie wahrscheinlich schon sehr gut, womöglich *zu* gut. Diese Art der Beobachtung haben Sie vielleicht auch wirklich satt. Sie möchten sie vermeiden, weil Ihre Angst dadurch noch verstärkt wird.

Hier werden Sie nun Techniken der *objektiven und systematischen Beobachtung* anwenden, was bedeutet, dass Sie die Angst auf «wissenschaftliche» Art und Weise betrachten. Sie werden Dinge beschreiben wie die Anzahl und Intensität der Symptome, die Auslöser Ihrer Angst, Ihre Gedanken und Ihre Reaktion auf die Angst. Bei der objektiven, systematischen Beobachtung geht es eher darum, dass man sich «außerhalb der Gelatine-Schüssel» befindet und genau beschreibt, welche Farbe die Gelatine hat und wie oft sie wackelt.

Im ersten Moment mag es schwierig erscheinen, von der *subjektiven* zur *objektiven* Beobachtung zu wechseln. In anderen Worten ist das ein Wechsel von der Selbst- zur Fremdperspektive.

Wenn Sie mit den Aufzeichnungen beginnen, kann es sein, dass Sie tatsächlich eine Zunahme der Angst feststellen, da Sie sich in der alten, «eintauchenden» Weise auf Ihre Gefühle konzentrieren. Doch mit etwas Übung gelingt es den meisten Menschen, zu der objektiven Beobachtung zu wechseln. Um Ihnen bei diesem Schritt zu helfen, haben wir gemeinsam mit unseren früheren Patienten hilfreiche Arbeitsblätter entwickelt, in welchen die zentralen, objektiven Informationen festgehalten werden. Wir werden diese Arbeitsblätter Schritt für Schritt nutzen.

Lassen Sie uns die guten Gründe zur Dokumentation Ihrer Sorgenketten nochmals zusammenfassen:

- *Spezifische Auslöser der Sorgenketten identifizieren.* Das Wissen um diese Auslöser vermindert das Gefühl, dass Ihre Angst außer Kontrolle gerät. Die Auslöser sind oftmals sehr spezifisch und subtil, so dass sie ohne genaue Beobachtung schwer zu erkennen sind. Weiter «reagieren Sie» manchmal einfach, ohne dass Sie sich bewusst sind, dass Auslöser im Spiel sein könnten. Die Aufzeichnungen werden Ihnen helfen, die Auslöser Ihrer Angst zu entdecken und zu überprüfen.
- *Erkennen der Sorgensituationen.* Die systematische Beschreibung von Sorgensituationen umfasst die Dokumentation von körperlichen Gefühlen, flüchtigen Gedankenketten und damit verbundenen Verhaltensweisen.
- *Dokumentation und Beurteilung von Veränderungen.* Denken Sie daran: Wenn Sie ängstlich sind, ist es leicht, Erfolge und Veränderungen zu unterschätzen, sich stattdessen auf die Sorgen zu konzentrieren und sich zu bestätigen, wie schlecht man sich dabei fühlt. Die Aufzeichnungen werden die kleinen und feinen Veränderungen und Erfolge zeigen, die Sie bis jetzt gemacht haben. Durch die systematische Beobachtung können Ihre Fortschritte nicht durch Episoden starker Angst überschattet und zunichte gemacht werden. Sie haben objektive «Zeugnisse», die sich nicht durch neue, gegen Sie gerichtete Sorgenpfeile zunichtemachen lassen. Deshalb ist es auch wichtig, dass Sie Ihre Aufzeichnungen immer gut aufbewahren und einen Ordner oder eine Kartei dafür erstellen.
- *Distanzierung als Ausweg aus dem Strudel der Sorgenketten.* Objektive Beobachtung ist das erste Mittel dafür, sich aus der «Gelatine-Schüssel» heraus zu bewegen. Dies ist ein wichtiger Schritt zur Veränderung Ihrer Sorgen.

Was soll ich aufzeichnen?

Die verschiedenen Tagebücher, die Ihnen in den folgenden Themenblöcken vorgestellt werden, haben ihr eigenes Format und werden Ihnen jeweils erklärt. Es gibt zwei Arbeitsblätter, welche Sie während des gesamten Zeitraums der Therapie nutzen sollten.

Arbeitsblatt 1 ist das Sorgentagebuch. Es wird immer dann verwendet, wenn Sie spüren, dass Ihre Angst ansteigt, wenn Sie sich Sorgen machen oder wenn Sie besondere körperliche Symptome wie Reizbarkeit, Muskelverspannung, Konzentrationsschwäche, Unruhe, Müdigkeit, Schlafstörungen oder das Gefühl, überdreht zu sein, verspüren. Die Informationen aus dem Sorgentagebuch sind für das Verständnis der Auslöser und Komponenten Ihrer Ängste äußerst hilfreich und zielen auf den Kern Ihrer Hauptproblematik ab.

Das Arbeitsblatt umfasst acht Hauptfragen. Notieren Sie zuerst das Datum und die Zeit, in welcher die Angstepisode begann. Kreisen Sie als Nächstes das Ausmaß der Angst (in den vorgegebenen Zahlen) ein, von dem Zeitpunkt, als Sie die Angst bemerkten, bis jetzt. Überprüfen Sie die Symptome, die Sie verspürten, während die Episode begann. Auch wenn Sie das Gefühl haben, dass einige Symptome die ganze Zeit über da sind, dokumentieren Sie genau, falls Sie die Symptome noch intensiver verspürten als sonst. Geben Sie anschließend eine kurze Beschreibung der Auslöser, die zu Ihrer erhöhten Angst beigetragen haben könnten. Diese Auslöser können auch die Tageszeit beinhalten (z. B. am Ende des Arbeitstages, wenn Sie sich zu sorgen beginnen, ob Ihnen genug Zeit bleibt, alles rechtzeitig zu erledigen; wenn Sie Zeitungsartikel über Krankheiten lesen, von einem Familienmitglied nicht zur abgemachten Zeit eine Nachricht erhalten und so weiter). Wenn es keinen offensichtlichen Auslöser gibt, welcher Ihre Angst verstärkt hat, so schreiben Sie einfach «weiß nicht». Dokumentieren Sie im Abschnitt «Ängstliche Gedanken», worüber Sie besorgt sind. Dieser Teil ist sehr wichtig, da er auf die Inhalte Ihrer Sorgenketten abzielt. In Kapitel 3 werden wir uns intensiver mit den Sorgenketten beschäftigen. Als Nächstes schreiben Sie die Verhaltensweisen auf, die Sie als Antwort auf Ihre Sorgen zeigen; beispielsweise «das Tempo erhöhen», «Anruf an ein Familienmitglied» oder «Kopf bewusst von den Sorgen befreien». Erfassen Sie abschließend den Zeitpunkt, zu dem Sie bemerken, dass Ihre Sorgen oder die Intensität Ihrer körperlichen Empfindungen nachgelassen haben (in der rechten oberen Ecke). Eine leere Version des Sorgentagebuchs finden Sie auf der nächsten Seite.

Im Folgenden sehen Sie das Sorgentagebuch von Max. Er berichtet, dass er sich am Sonntag um 17 Uhr für etwa vier Stunden ängstlich fühlte. Seine Einschätzung der Intensität der Angst lag bei 60, einer ausgeprägten Angst. Er beobachtete Ruhelosigkeit, Konzentrationsschwierigkeiten, Reizbarkeit und das Gefühl, überdreht zu sein. Er war unfähig, seine Angst einem bestimmten auslösenden Ereignis zuzuordnen, außer dass es der Abend vor Beginn der neuen Arbeitswoche war und er sich meist sonntags ängstlich fühlte, wenn er an die kommende Woche dachte. Max beobachtete, dass er an all die Probleme dachte, die bei der Arbeit auftreten könnten und wie diese seinen engen Zeitplan torpedieren könnten. Er sorgte sich, dass er nicht rechtzeitig mit allem fertig werden und von seinem Chef kritisiert werden würde. Er versuchte sich von der Angst durch Fernsehen abzulenken, aber er war nicht erfolgreich. (Sorgentagebuch Beispiel Max, Seite 30).

Im nächsten Beispiel berichtet Anne, dass sie sich am Donnerstag um 14 Uhr sehr ängstlich erlebt hatte (maximale Angst von 70; starke Angst). Sie fühlte sich unruhig, hatte Konzentrationsschwierigkeiten und Muskelverspannungen. Das auslösende Ereignis war, dass ihr Ehemann sie nicht zur gewohnten Zeit angerufen hatte. Anne schreibt, dass sie sich um seine Sicherheit sorgte (und zwar so lange, bis er 45 Minuten später anrief). Insbesondere sorgte sie sich, dass sich seine jüngst berichteten Magenbeschwerden zu einem ernsten physischen Problem entwickelt haben und dass er bei der Arbeit kollabiert sein könnte. Ihr ängstliches Verhalten zeigte sich, indem sie immer wieder versuchte, ihren Mann auf seinem Handy anzurufen. (Sorgentagebuch Beispiel Anne, Seite 31).

Die systematischen Beobachtungen, die Sie in diesem Arbeitsblatt dokumentieren, werden Ihnen helfen, Muster in den Angstreaktionen zu identifizieren, die Ihnen vorher nicht bewusst waren.

Das Arbeitsblatt 2 ist das tägliche Stimmungsprotokoll, welches Sie am Ende des Tages vor dem Schlafen gehen ausfüllen sollten.

Die Bewertung der durchschnittlichen Angst erfolgt mittels einer Skala von 0 bis 100. In der ersten Spalte schätzen Sie Ihre durchschnittliche

Arbeitsblatt 1: Sorgentagebuch

Datum: ______________ Zeit Beginn: ___________ Zeit Ende: ____________

Maximale Angst (umkreisen Sie unten die passende Zahl)

0 — 10 — 20 — 30 — 40 — 50 — 60 — 70 — 80 — 90 — 100
keine wenig mittel stark extreme

Geben Sie an, welche der folgenden Symptome bei Ihnen auftreten:

- Ruhelosigkeit ☐
- leicht erschöpft ☐
- Konzentrationsschwierigkeiten oder leerer Kopf ☐
- Reizbarkeit ☐
- Muskelverspannungen ☐
- Schlafstörungen ☐

Auslösendes Ereignis:

____

____

____

Ängstliche Gedanken:

____

____

____

Ängstliches Verhalten:

____

____

____

Arbeitsblatt 1: Sorgentagebuch (Beispiel Max)

Datum: Sonntag 09.12. Zeit Beginn: 17:00 Uhr Zeit Ende: 21:00 Uhr

Maximale Angst (umkreisen Sie unten die passende Zahl)

0 — 10 — 20 — 30 — 40 — 50 — (60) — 70 — 80 — 90 — 100
keine, wenig, mittel, stark, extrem

Geben Sie an, welche der folgenden Symptome bei Ihnen auftreten:

- Ruhelosigkeit ☒
- leicht erschöpft ☐
- Konzentrationsschwierigkeiten oder leerer Kopf ☒
- Reizbarkeit ☒
- Muskelverspannungen ☐
- Schlafstörungen ☐

Auslösendes Ereignis:

Sonntag Abend – muss morgen arbeiten

Ängstliche Gedanken:

Zu viel zu tun, werde nicht mit allem fertig,
mein Chef wird wütend werden

Ängstliches Verhalten:

Ich versuchte, TV zu schauen, um mich abzulenken,
aber es hat nicht funktioniert.
Habe mir weiterhin Sorgen gemacht.

Arbeitsblatt 1: Sorgentagebuch (Beispiel Anne)

Datum: Donnerstag 15.07. Zeit Beginn: 14:00 Uhr Zeit Ende: 14:45 Uhr

Maximale Angst (umkreisen Sie unten die passende Zahl)

0 — 10 — 20 — 30 — 40 — 50 — 60 — (70) — 80 — 90 — 100
keine wenig mittel stark extrem

Geben Sie an, welche der folgenden Symptome bei Ihnen auftreten:

Ruhelosigkeit	☒
leicht erschöpft	☐
Konzentrationsschwierigkeiten oder leerer Kopf	☒
Reizbarkeit	☐
Muskelverspannungen	☒
Schlafstörungen	☐

Auslösendes Ereignis:

Mark hat mich nicht zur vereinbarten Zeit angerufen.

Ängstliche Gedanken:

Vielleicht ist er krank. Seine Magenbeschwerden könnten sich zu einem ernsten Problem entwickelt haben, und vielleicht ist er zusammengebrochen

Ängstliches Verhalten:

Ich versuchte, Mark auf seinem Handy anzurufen – mindestens zehnmal

Angst über den gesamten Tag ein. Vergleichbar mit der Einschätzung der maximalen Angst, wählen Sie eine Zahl zwischen 0 und 100, wobei 100 wiederum extreme Angst und 0 keine Angst darstellt. Auch wenn die Bewertung der durchschnittlichen Angst im Vergleich zur maximalen Angst schwieriger sein kann, da es ja Tagesschwankungen gibt, so wird Ihnen diese Einschätzung mit etwas Übung sehr leicht fallen. Eine Zahlenbewertung ist einfacher und unkomplizierter, als eine Angst mit vielen Worten zu beschreiben. Notieren Sie in der zweiten Spalte die maximale Angst, die Sie tagsüber verspürt haben. Verwenden Sie dafür wiederum die 0- bis 100-Punkte-Skala. Wenn nichts Wichtiges geschehen ist und Sie nicht spürten, dass sich Ihre Angst über den Tag veränderte, so können in den ersten beiden Spalten dieselben Zahlen stehen. Notieren Sie in der dritten Spalte das durchschnittliche Gesamtniveau der körperlichen Anspannung und des Unbehagens, einschließlich Schmerzen, Reizbarkeit, Konzentrationsschwäche, Ruhelosigkeit, Ermüdung und Schlafstörungen (über den ganzen Tag). In die vierte Spalte kommt das Gesamtniveau der Beschäftigung mit Sorgen über den ganzen Tag. In anderen Worten: Welchen Anteil des Tages war Ihr Geist auf beunruhigende Gedanken fokussiert? Die fünfte Spalte ist für einen zusätzlichen Aspekt bestimmt, den Sie beobachten möchten, wie z. B. das Hinausschieben von Arbeit oder Nägelkauen. (Arbeitsblatt 2: Stimmungstagebuch auf der folgenden Seite)

Im folgenden Beispiel sehen wir, dass Max eine gemischte Woche hatte, mit höheren Werten an einigen Tagen und niedrigeren an anderen. Denken Sie daran: Wenn wir Max am Ende der Woche gefragt hätten, wie seine Woche war, so hätte er sehr wahrscheinlich geantwortet, er sei die ganze Woche über ängstlich gewesen, obwohl seine Angstgefühle, körperliche Anspannung und die Beschäftigung mit Sorgen an zwei Tagen deutlich reduziert waren (Dienstag und Donnerstag). (Stimmungstagebuch Beispiel Max, Seite 34.

Aus den gewonnen Daten vom Sorgentagebuch und vom täglichen Stimmungsprotokoll können Sie nun das Diagramm 1 erstellen. Dieses dokumentiert den möglichen Zusammenhang zwischen Sorgen und Stimmung im Verlauf Ihrer Therapie, und Sie können damit Ihre Veränderungen über den Zeitraum der Therapie bewerten. Wir empfehlen Ihnen, dass Sie die Anzahl Angstepisoden, die Sie in dieser Woche erlebt haben, also die wöchentliche Anzahl an Sorgentagebuchblättern, und den Durchschnitt

Arbeitsblatt 2: Stimmungstagebuch

Bewerten Sie am Ende jedes Tages jede Spalte mithilfe der folgenden 0- bis 100-Punkte-Skala.

0 — 10 — 20 — 30 — 40 — 50 — 60 — 70 — 80 — 90 — 100
keine wenig mittel stark extrem

Datum	generelle Angst	maximale Angst	durchschnittl. körperliche Anspannung	durchschnittl. Beschäftigung mit Sorgen

der maximalen Angst im Lauf dieser Woche dokumentieren. Um das durchschnittliche maximale Angstniveau zu bestimmen, bilden Sie den Mittelwert der 0-bis 100-Punkte-Skala aus der Spalte «Maximale Angst» für diese Woche. (Diagramm 1, Seite 35).

Max hat in der ersten Woche zwölf Sorgentagebuchblätter ausgefüllt. Auf seinem täglichen Stimmungsprotokoll hatte er folgende Angstbewer-

Arbeitsblatt 2: Stimmungstagebuch (Beispiel Max)

Bewerten Sie am Ende jedes Tages jede Spalte mithilfe der folgenden 0- bis 100-Punkte-Skala.

0 — 10 — 20 — 30 — 40 — 50 — 60 — 70 — 80 — 90 — 100
keine wenig mittel stark extrem

Datum	generelle Angst	maximale Angst	durchschnittl. körperliche Anspannung	durchschnittl. Beschäftigung mit Sorgen	Kopf-schmer-zen
Montag 7.12.	45	85	65	75	50
Dienstag 8.12.	25	50	45	45	10
Mittwoch 9.12.	60	90	70	70	65
Donnerstag 10.12	15	25	20	25	10
Freitag 11.12.	40	60	50	55	30
Samstag 12.12.	25	30	10	30	15
Sonntag 13.12.	50	50	30	40	20

tungen: 70, 60, 30, 70, 30, 40, 50. Zuerst hat er diese Zahlen aufsummiert (in seinem Fall entspricht dies einem Wert von 350). Dann teilte er die Summe durch die Anzahl Bewertungen (in seinem Fall: 350 durch 7), um seine durchschnittliche maximale Angst von 50 für diese Woche zu bekommen. In der zweiten Woche hat er zehn Sorgentagebücher ausgefüllt, und der durchschnittliche Wert für seine maximale Angst war 50. Nachstehend ist sein Verlauf dokumentiert. (Diagramm 1: Beispiel Max, Seite 36).

Diagramm 1: Veränderungen im Verlauf der Therapie

Linke Achse: Anzahl Angstepisoden pro Woche (vom Sorgentagebuch)
Rechte Achse: Durchschnitt der max. Angst dieser Woche (vom Stimmungsprotokoll)

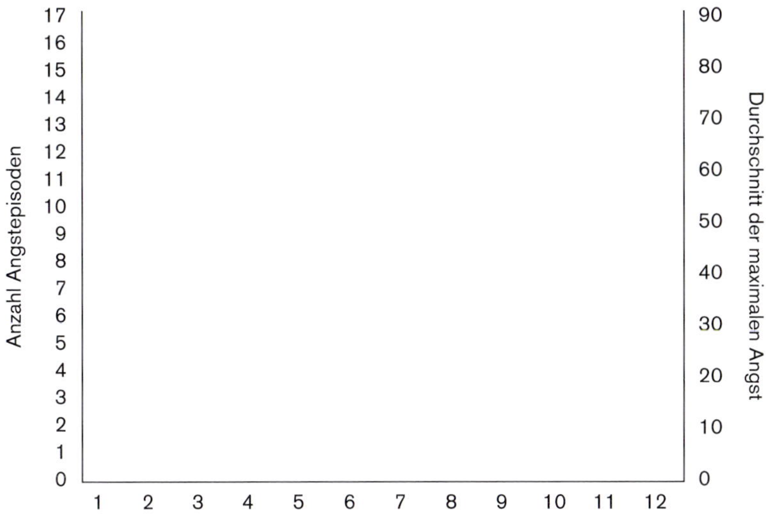

Das Diagramm der Veränderungen ist in Wochen unterteilt und dokumentiert die ersten zwölf Wochen, wobei Sie noch zusätzliche Spalten hinzufügen können. Diese Abbildung kann Ihnen helfen, eine längerfristige Perspektive im Auge zu behalten. Es kann hilfreich sein, diese Abbildung irgendwo für Sie gut sichtbar aufzuhängen, z.B. am Badezimmerspiegel oder im Schlafzimmer. Dadurch werden Sie an die Fortschritte erinnert, die Sie bis jetzt gemacht haben.

Es kann nicht genug hervorgehoben werden, dass die bisherigen Patienten die systematischen Beobachtungen mittels der relativ einfachen, jedoch auch etwas zeitaufwendigen Tagebücher äußerst positiv einschätzten und den Tagebüchern große Wichtigkeit beimaßen. Die Sorgentagebücher und das tägliche Stimmungsprotokoll müssen jedoch regelmäßig ausgefüllt werden, um wirklich den vollen Nutzen zu erhalten. Momentan müssen Sie sich vielleicht sehr motivieren, die Aufzeichnungen zu machen, wofür wir vollstes Verständnis haben. Das Ausfüllen geht jedoch mit der

Diagramm 1: Veränderungen im Verlauf der Therapie (Beispiel Max)

Linke Achse: Anzahl Angstepisoden pro Woche (vom Sorgentagebuch)
Rechte Achse: Durchschnitt der max. Angst dieser Woche (vom Stimmungsprotokoll)
Spalten von links nach rechts: Therapiewochen)

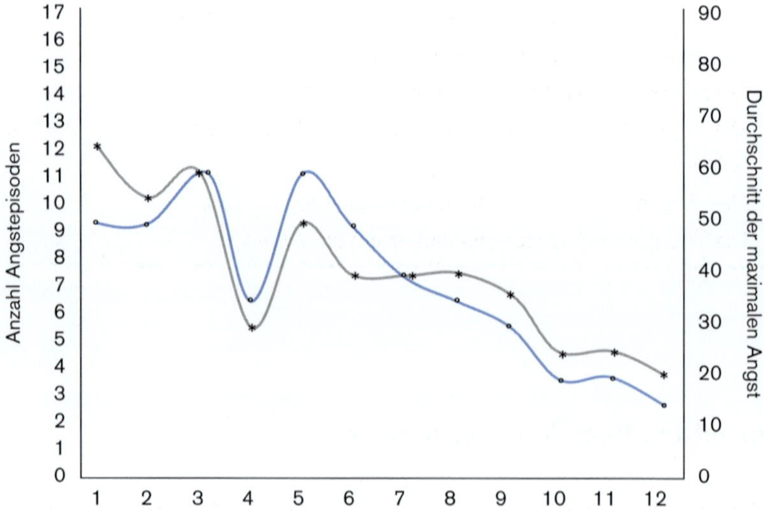

Zeit einfacher und kann sich zu einer lohnenden Gewohnheit entwickeln. Die objektive Beobachtung Ihrer Sorgen wird Ihnen aufzeigen, dass die systematische Auseinandersetzung damit möglicherweise weniger schlimm ist, als Sie momentan gerade befürchten.

Aufgaben

Beginnen Sie, Ihre Angstepisoden und Ihre täglichen Sorgen für eine ganze Woche aufzuzeichnen und zugleich Ihre Beobachtungen mit dem Sorgentagebuch und dem täglichen Stimmungsprotokoll systematisch festzuhalten.

Themenblock 3:

Angst als natürliche Reaktion auf Gefahr

Ziele:

- Ihre Aufzeichnungen der vorherigen Woche bewerten und auf die «Veränderungen im Verlauf der Therapie» übertragen
- Den Zweck der Angst und ihre Komponenten verstehen
- Die eigenen körperlichen Symptome der Angst erkennen und sie festhalten
- Das Zusammenspiel der Angstkomponenten ausfüllen
- Die Therapieveränderungen weiter dokumentieren

Bewertung Ihrer Aufzeichnungen

Haben Sie die laufende Beobachtung vervollständigt, indem Sie das Sorgen- oder Stimmungstagebuch ausgewertet haben?

→ *Jein bis nein*

Falls Sie die das Sorgen- oder Stimmungstagebuch unvollständig dokumentiert haben, überlegen Sie sich, was Ihnen die Bearbeitung erleichtern könnte, da unsere Therapie von Ihren exakten Beobachtungen stark profitiert. Die Feststellung von Veränderungen ist ein erster Schritt in die richtige Richtung! Wie erklärt, ermöglicht Ihnen das Sorgentagebuch eine objektivere Beobachtung und Selbsterkenntnis. Die objektive und etwas distanzierte Haltung wird Ihnen helfen, Ihre Angst und Ihre Sorgen besser unter Kontrolle zu halten. Außerdem geben die Beobachtungen detaillierte Informationen über die Art und Weise, *wie* Sie Angst erleben (was Sie körperlich fühlen, was Sie denken und wie Sie sich verhalten). Falls Sie Ihre Beobachtungen nicht vervollständigt haben, empfehlen wir Ihnen, die folgende Woche zu nutzen, um sich zu beobachten, bevor Sie mit einer neuen Aufgabe/einem neuen Themenblock beginnen.

→ *Ja!*
Toll! Ihr Engagement und Ihre Motivation sind gute Voraussetzungen dafür, Ihre Sorgenketten besser zu verstehen. Werfen Sie einen Blick auf Ihr Sorgentagebuch, um zu sehen, was Sie lernen können. Tritt Ihre Angst von Zeit zu Zeit bei denselben Auslösungsimpulsen auf, wie zum Beispiel bei Arbeitsverantwortlichkeiten oder im Familiengeschehen? Drängen sich stets die gleiche Art von Gedanken auf, wenn Sie sich ängstlich fühlen, oder variieren diese? Zu welcher Zeit oder an welchem Tag der Woche erleben Sie die größten Ängste? Vielleicht ist es noch ein wenig zu früh, um Muster zu erkennen, vielleicht aber auch nicht. Sie haben nun eine ganze Woche Aufzeichnungen gemacht, daher können Sie ebenfalls die Zusammenfassung der Veränderungen im Verlauf der Therapie hinzufügen. Halten Sie die Anzahl der Episoden fest, in denen Sie während der letzten Woche Angst erlebten. (Zählen Sie die Anzahl der Sorgen-Aufzeichnungen). Berechnen Sie außerdem den Durchschnitt der maximalen Angstbewertungen (Mittelwert der maximalen Angst, im Stimmungstagebuch). Sie können selbstverständlich auch andere Auswertungen in Ihrer Zusammenfassung dokumentieren.

Nach Mustern der Angstauslösung zu suchen und die Art und Weise zu dokumentieren, wie Sie die Angst erleben, ist ein erster Schritt, damit Sie erkennen können, dass Angst eine Reaktion ist. Auch wenn es sich anfühlt, als könnten Sie die Angst nicht mehr kontrollieren, ist sie eine *Reaktion auf etwas* bzw. *Angst ist immer auf etwas bezogen*. Wenn Sie wissen, welches Ihre Angstauslöser sind, so bietet sich die Möglichkeit,mit diesen Angstauslösern anders umzugehen und auf sie zu reagieren. Lassen Sie uns die genauen Eigenschaften Ihrer Angst herausfinden. Schauen wir uns die genauen Denkprozesse, die sich hinter den schnellen Sorgenketten verbergen, genau an und hinterfragen sie vielleicht auch ein wenig.

Zwei unterschiedliche Angstzustände: Angst und Furcht

Angst ist grundsätzlich ein vollkommen natürlicher Zustand, den *jeder* Mensch tagtäglich erlebt. In vielen Fällen ist Angst eine produktive und treibende Kraft. Denken Sie beispielsweise an Artisten, die vor einem großen Publikum auf die Bühne gehen müssen. Eine gewisse Angst zu haben – Lampenfieber –, wird sie dazu motivieren, ihr Bestes zu geben. Forschungsergebnisse weisen immer wieder darauf hin, dass es die Arbeitsleistung verbessern kann, wenn man ein wenig Angst hat. Das heißt, wenn Angst auf ein optimales Niveau steigt, kann sich dies positiv auf die Leistungsfähigkeit auswirken. Dies kann in unterschiedlichen Bereichen wie Sport, schulischen Leistungen oder beruflicher Leistungsfähigkeit der Fall sein.

Angst hat einen vorrangigen Zweck: Sie dient als Schutz vor Gefahr und Vorbereitung auf angemessene Reaktionen darauf. Angst bereitet Sie darauf vor, mit potenziellen Bedrohungen umzugehen. Wenn Sie das Gefühl haben, eine Bedrohung oder Gefahr tritt in Kürze ein, so hilft Ihnen diese Angst, in einen Kampf-oder-Flucht-Zustand zu gelangen. Der Kampf-oder-Flucht-Zustand ist eine natürliche körperliche Reaktion auf eine unmittelbare Gefahr und ist zumeist ebenfalls mit *Furcht* verbunden. Obwohl *Angst* und *Furcht* sehr nahe beieinander liegen, unterscheiden sie sich doch in gewissen Punkten. Angst stellt den Zustand der *Vorbereitung* auf eine Gefahr dar, die in der Zukunft geschehen könnte. Furcht hingegen ist die Reaktion auf eine unmittelbar *wahrgenommene* Gefahr oder Bedrohung. Angst vereinfacht die Auslösung von Furcht. Stellen Sie sich beispielsweise vor, Sie machen eine Wanderung durch den Urwald und denken daran, dass sich ein Löwe hinter einem Baum versteckt. Sie befänden sich dadurch möglicherweise in einem Angstzustand und würden auf der Hut sein und auf jedes Signal achten, das von einem möglichen Löwenangriff stammen könnte. Ihr Körper wäre angespannt und bereit, in Aktion zu treten, wenn es nötig wäre. Falls plötzlich ein Löwe hinter einem Baum hervorpreschen und auf Sie zuspringen würde, würde aus der Angst sofort eine unmittelbare Furcht entstehen. Die damit verbundene «Kampf-oder-Flucht»-Reaktion würde augenblicklich ausgelöst werden. Sie würden in einer solchen Situation entweder wegrennen oder sich der Gefahr stellen. Das Entscheidende ist, dass Furcht und Angst dem Menschen helfen, sich den Gefahren zu stellen bzw. besonders gut vorbereitet zu sein.

Wenn Angst chronisch wird, ist es jedoch so, als würden Sie sich in einem konstanten Zustand der Vorbereitung auf eine Bedrohung oder Gefahr befinden. Wichtig ist, dass die Bedrohung nicht real sein muss. Angst kann auch eintreten, wenn Sie bloß daran denken, dass eine Bedrohung oder Gefahr eintreffen könnte. Die Bedrohung oder Gefahr muss nicht zwingend mit lebensbedrohlichen Situationen in Verbindung stehen. Bedrohlich kann alles sein, was negativ ist, wie die Furcht, lächerlich gemacht zu werden oder zu versagen, bis hin zu dem Erleben, jetzt gerade in Todesgefahr zu schweben. Eine erfolgreiche Führungskraft, die durch eine neue Aufgabe herausgefordert wird, könnte beträchtlichen Stress und Angst empfinden. Oder Eltern könnten sich über die schulischen Anforderungen ihrer Kinder sorgen und Angst haben, dass ihre Kinder die Schule nicht bestehen könnten. Die Grenze zwischen Herausforderung und Angst wird von unterschiedlichen Personen ganz individuell wahrgenommen und ist oftmals sehr bereichsspezifisch.

Hierzu weitere Beispiele:
Stellen Sie sich vor, Sie haben einen harten Tag im Büro und müssen um 17.00 Uhr zu einem Arbeitstreffen gehen. Sie wissen, falls Sie diesen Termin nicht einhalten, wird Ihr Chef sehr wütend werden. Oder stellen Sie sich vor, Ihre Schwester holt Sie in 15 Minuten ab, da sie sich bereit erklärt hat, für Sie ein kleines Sofa zu transportieren. Hierfür hat sie bei einem Carsharing extra ein Auto gemietet. Ihre kleinen Kinder haben jedoch gerade andere Dinge im Kopf und Sie brauchen noch etwas Zeit, um ihnen die Schuhe und Jacken anzuziehen. Sie wissen, dass Ihre Schwester es gerne zackig mag und dass sie auf Sie wird warten müssen. In diesen Beispielen ist die Angst vielleicht weniger offensichtlich, möglicherweise aber dennoch präsent. Sie verspüren in diesen beiden Beispielen Angst, weil Sie eine negative Konsequenz (verärgerter Chef, ungeduldige Schwester) erwarten. In diesen Beispielen ist der *Zeitdruck* der Auslöser für die – berechtigten – Ängste. Wie wir bereits festgestellt haben, ist es oft unklar, was die Auslöser für die Angst sind. Eines der ersten Ziele ist es daher, diese Auslöser genau zu identifizieren und zu benennen.

Wir fahren mit unseren Beispielen fort: Falls die Angst ernst genug war und Sie überzeugt sind, dass das Schlimmste, das Sie sich in diesem Zusammenhang vorstellen können, eintreffen wird (dass Sie entlassen werden oder dass Sie sich mit Ihrer Schwester für immer und ewig zerstreiten), so erleben Sie die Kampf-oder-Flucht-Reaktion möglicherweise bereits in Ihrem Büro oder zu Hause. Diese Angstreaktion würde auch eintreffen, wenn keine reale Gefahr bestünde. Sie könnten eine Panikattacke erleben oder die Kontrolle verlieren und sich fühlen, als ob Sie einen

Herzinfarkt hätten oder ersticken müssten. Es wäre ein Gefühlt, als ob Sie fliehen würden, auch wenn Sie wüssten, dass nichts da ist, wovor Sie sich fürchten müssten. Sie könnten auch eine Kampf-Reaktion erleben, wütend werden und die Kinder ziemlich grob anfassen oder mit den Mitarbeitern im Büro die Nerven verlieren, noch bevor Sie realisieren würden, was genau geschehen ist.

Zentral erscheint, dass Angst problematisch werden kann, wenn sie zu häufig oder zu intensiv erlebt wird. Angst kann in ihrer Ausprägung stark variieren, von einer kleineren inneren Unruhe bis hin zu extremer Not. Angst kann sich auch in ihrer Häufigkeit unterscheiden, in einer Spannbreite von gelegentlichem Auftreten bis hin zu konstanter Unruhe. Wenn Angst sehr intensiv und sehr häufig erlebt wird, kann sie als belastend empfunden und oftmals nur noch schwer kontrolliert werden. Das Ziel unserer Therapie ist es, Ihnen zu helfen, die Häufigkeit und die Intensität Ihrer Ängste zu reduzieren. Jedoch ist es nicht das Ziel, die Ängste vollständig «wegzutherapieren». Im Gegenteil: Ziel ist es, dass Sie genau *die* Ängste erleben, die auch den realen Gefahren entsprechen. Ein wenig Angst kann nützlich sein, um sich für Arbeitsleistungen zu motivieren, und große Angst wird benötigt, um auf eine reale Gefahr (wie beispielsweise körperliche Gewalt) reagieren zu können.

Komponenten der Angst

Angst ist schwierig zu handhaben, wenn sie als Ganzes betrachtet wird. Wie oft haben Ihnen gut gemeinte Sätze wie «Beruhige dich doch» oder «Stoppe einfach deine Angst» geholfen? Wahrscheinlich sind solche Zusprüche nicht immer wirksam. Sich selbst zu sagen, *dass* man weniger ängstlich sein soll, erklärt Ihnen nicht, *wie* Sie dies anstellen sollen. Jedoch kann es viel vom mysteriösen und unkontrollierbaren Schein der Angst nehmen, wenn man über deren Bedingungen und Komponenten nachdenkt. Angst ist oftmals wie ein «Luftballon, der in sich zusammenfällt», wenn Sie sich genügend Zeit nehmen, die Angst genau zu betrachten. Wissenschaftler teilen Angst oft in drei Komponenten ein: die körperliche Komponente, die kognitive (Gedankens-) Komponente und die Verhaltenskomponente.

Die körperliche Komponente

Die körperliche Komponente beinhaltet physiologische Symptome wie Muskelverspannungen, Reizbarkeit, Müdigkeit, Ruhelosigkeit und Konzentrationsschwierigkeiten. Das Nervensystem verursacht unterschiedliche körperliche Beschwerden während eines Angst- oder Furchtzustandes. Einige der körperlichen Symptome können als sonderbar oder unüblich wahrgenommen werden (etwa eine verschwommene Sichtweise oder ein Druck im Kopf). Daher können körperliche Symptome Ängste auslösen oder verstärken. Halten Sie sich vor Augen, dass die körperlichen Symptome *Nebeneffekte* sind, welche Sie und Ihren Körper auf Bedrohungen oder Gefahr vorbereiten. Auch wenn die Symptome beängstigend erscheinen, sind sie Teil des Selbstschutzes und nicht zwingend gefährlich.

Sobald Gefahr oder Bedrohung wahrgenommen wird, sendet unser Gehirn Signale an das autonome Nervensystem, eine bestimmte Gruppe von Nervenzellen, die das allgemeine Aktivierungsniveau des Körpers beeinflusst. Das autonome Nervensystem besteht aus zwei Subsystemen, dem sympathischen und dem parasympathischen Nervensystem. Diese zwei Systeme sind direkt beteiligt an der Energiekontrolle bei der Vorbereitung auf eine Handlung. Das sympathische Nervensystem bereitet den Körper auf Bedrohungen oder Gefahren vor, indem es ihn auf die Flucht- oder Kampfhandlungen einstellt. Das parasympathische Nervensystem ist dafür zuständig, dass man wieder Energie auftanken kann und Ruhe findet. Diese zwei Systeme arbeiten allerdings nicht immer im Einklang. Einen passenden Vergleich stellen das Gaspedal (sympathisches Nervensystem) und die Bremse (parasympathisches Nervensystem) beim Auto dar. Manchmal benötigt man nur das Gaspedal und manchmal nur die Bremse, manchmal ist es gut, keines der beiden Pedale zu betätigen. Ungünstig ist es jedoch zumeist, sowohl die Bremse als auch das Gaspedal gleichzeitig zu betätigen, da sich so die Bremsen zu stark erhitzen und weniger wirksam werden.

Interessanterweise zeigt die neuere Forschung, dass chronische Angst und ständige Sorgen eher mit einem tieferen Aktivitätsniveau des parasympathischen Nervensystems assoziiert sind als mit einer Aktivierung des sympathischen Systems. Eine geringere Aktivierung in der parasympathischen Kontrolle meint, dass die Bremsen weniger wirksam genutzt werden.

Werden die Bremsen weniger wirksam, so besteht die Gefahr, dass das Gesamtsystem seltener zu Ruhe kommt und sich nicht regenerieren kann. Dies kann in einer ununterbrochenen, leichten körperlichen Aktivität resultieren. Dadurch lassen sich die ständigen Symptome der generalisierten Angststörung wie Muskelverspannungen, Rückenschmerzen, Kopfschmerzen, Schlaflosigkeit, Reizbarkeit und Entspannungsschwierigkeiten gut erklären. Die physischen Symptome werden zusätzlich durch spezifische Befürchtungen, welche an die körperlichen Symptome angeknüpft sind, verstärkt. Diese steigern sich schnell und bleiben dann in der Gegenwart und sogar in Abwesenheit des angstauslösenden Objekts weiter bestehen. Glücklicherweise konnte durch die Forschung ebenfalls festgestellt werden, dass das tiefe Niveau der parasympathischen Aktivierung durch psychotherapeutische Behandlung wieder ausgeglichen werden kann.

Im Gegensatz zur *körperlichen Angstreaktion* ist das *Furchtsystem* auf das schnelle Reagieren während einer Kampf-oder-Flucht-Reaktion ausgelegt. In solchen Situationen übernimmt das sympathische Nervensystem die Führung und setzt zwei Botenstoffe in den Nebennieren frei. Diese Stoffe werden Adrenalin und Noradrenalin genannt. Das sympathische Nervensystem kann auf diese Weise dem restlichen Teil des Körpers mitteilen, dass er sich nun auf eine Kampf-oder-Flucht-Situation vorbereiten soll. Andere Stoffe des Körpers bauen das Adrenalin und das Noradrenalin wieder ab. Aus diesem Grund wird die Kampf-oder-Flucht-Aktivierung nicht stetig fortgeführt. Sie klingt jedoch noch eine Weile nach. Nach einer sofortigen Gefahr fühlen Sie sich deshalb noch für eine Weile angespannt. Dies ist völlig natürlich.

Die neurobiologischen Veränderungen, welche durch die Kampf-oder-Flucht-Reaktion aktiviert werden, rufen unterschiedliche Symptome hervor. Zum Beispiel steigt die Herzfrequenz (der Puls, die Anzahl der Herzschläge pro Minute). Dies hilft, den Blutfluss zu beschleunigen. Dadurch wird die Sauerstoffabgabe verbessert, und der Wegtransport von Abfallprodukten aus dem Gewebe wird effizienter. Wenn dies eintrifft, fühlt es sich so an, als ob das Herz rast oder sehr stark schlägt. Zusätzlich gibt es auch Veränderungen im Blutfluss. Grundsätzlich wird das Blut von den Bereichen, an denen es weniger gebraucht wird, weggeleitet, wie von der Haut, den Fingern und den Zehen. Stattdessen wird es in die Bereiche geleitet, wo es gebraucht wird, wie in die großen Muskelgruppen in Armen und Beinen und in der Brust. Diese Reaktion kann kalte Hände und Füße hervorrufen. Hände und Füße können sich dadurch auch starr und kribbelig anfühlen. Zusätzlich wird die Atmung meistens schneller. Diese hat eine wichtige Funktion für die Selbstverteidigung des Körpers, denn das Gewebe benötigt mehr Sauerstoff bei schnelleren Bewegungen. Daher fühlt man sich möglicherweise atemlos, was bis hin zu Erstickungsgefühlen reichen kann. Beschwerden wie Druck oder Schmerzen in der Brust sind nicht selten. Ein Nebeneffekt der erhöhten Atmung und der Hyperventilation (wenn mehr Sauerstoff eingeatmet wird, als gebraucht wird) bewirkt, dass weniger Blut ins Hirn fließt. Der Blutfluss ins Hirn ist nur wenig reduziert, und daher ist dieser Effekt nicht gefährlich. Es können jedoch einige unerwünschte Symptome wie Schwindel, unscharfe Sichtweise, Irritiertheit, ein Gefühl der Unwirklichkeit und das Gefühl, zu wenig Luft zu haben, hervorgerufen werden. Die Schweißdrüsen werden zusätzlich aktiviert, um den Körper zu kühlen und ihn vor einer Überhitzung zu schützen, falls Sie kämpfen oder fliehen müssen. Insgesamt sind die körperlichen Reaktionen, die sich in einer Kampf-oder-Flucht-Situation ergeben, deutlich spürbar.

Während einer Furcht-Situation oder einer Kampf-oder-Flucht-Reaktion können zusätzlich andere, unterschiedliche körperliche Veränderungen stattfinden. Dazu gehört beispielsweise die Erweiterung der Pupillen, was unterschiedliche visuelle Effekte hervorrufen kann (eine erhöhte Intensität von visueller Stimulation oder eine unscharfe Sichtweise). Ebenso kann es zu einem verminderten Speichelfluss (trockener Mund) kommen wie auch zu einer verminderten Aktivität des Verdauungssystems. Dies löst oftmals ein schweres Gefühl im Magen aus.

Ständige Sorgen und chronische Ängste (über die Zukunft oder über mögliche bedrohliche Ereignisse) können zu einer andauernden erhöhten Muskelverspannung und Ruhelosigkeit führen. Die Physiologie der Furcht (wenn sich jemand im Moment einer konkret vorhandenen Bedrohung fürchtet) unterscheidet sich nur wenig davon. Die Furcht wird mit einem ausgeprägten Anstieg der Aktivität im sympathischen Nervensystem in Verbindung gebracht. Sie spüren wahrscheinlich die körperlichen Effekte von chronischer Angst die meiste Zeit, die Effekte von Furcht jedoch nur gelegentlich.

Die Unterscheidung zwischen Angst und Furcht ist wichtig. Angstzustände können helfen, die körperlichen Erfahrungen von Furcht zu vermindern. Es ist denkbar, dass die Sorgen (also die Ängste) andauern, da sie sich angenehmer anfühlen als unmittelbare Furcht. Beispielsweise fühlt es sich besser an, angespannt und gereizt zu sein, als nicht genügend Atem zu haben, sich schwindelig und desorientiert zu fühlen und Herzrasen zu haben. Auf diese Weise können Sorgenketten dazu dienen, die noch unangenehmere Furcht zu vermeiden. Eines der Ziele unserer Therapie ist, der Furcht zu begegnen, damit Sie lernen, dass Furcht nachlässt, wenn man sich ihr stellt, und dass Furcht oftmals weniger dramatisch ist, als man das Gefühl hat.

Die gedankliche (kognitive) Komponente

Im gleichen Sinne wie der Körper auf eine Bedrohung oder Gefahr reagiert, bereitet sich auch der Geist darauf vor. Die Aufmerksamkeit wird in die Richtung der Furchtquelle gelenkt. Wenn wir uns ängstlich fühlen, suchen wir in unserer Umgebung nach möglichen Anzeichen einer Bedrohung. Dies ist in einer Überlebenssituation von großem Vorteil, da auf diese Weise sehr schnell reagiert werden kann. Wenn Sie sich aber chronisch ängstlich fühlen und sich Ihr Fokus ständig auf mögliche Bedrohungen richtet, kann Ihre Aufmerksamkeit von anderen wichtigen Dinge weggelenkt werden, zum Beispiel eine laufende Unterhaltung fortzuführen oder Arbeitsaufträge zu erledigen. Ihre Aufmerksamkeit wird durch die Ängste absorbiert.

Ängstliche Gedankenschlaufen, die mit möglichen negativen Ereignissen in Zusammenhang stehen, werden als «Sorgenketten» bezeichnet. Die Sorgenketten sind das Hauptmerkmal der generalisierten Angststörung. Sich zu sorgen spielt eine wichtige Rolle bei der Aufrechterhaltung der generalisierten Angststörung. An diesem Punkt ist es wichtig zu erkennen, dass ängstliche Gedanken oder Vorstellungen die Ängste verstärken können. Ihre körperlichen Angstreaktionen und Ihr ängstliches Verhalten können wiederum die sorgenvollen Gedanken verstärken oder antreiben.

Es gibt sehr viele Themen im Alltag, um welche sich die Sorgenketten drehen können:

1. *Gesundheit:* Dies können Sorgen über die eigene Gesundheit oder über die Gesundheit der Familie oder von Freunden sein. Beispiele:

Vorstellungen über Übelkeit und Schwindel und die eigene Unfähigkeit, damit zurechtzukommen. Möglicherweise werden Sie ängstlich, wenn Sie hören, dass andere krank geworden sind, da es Sie an die Möglichkeit erinnert, dass Sie oder jemand aus Ihrem näheren Umfeld erkranken könnte.

2. *Freunde/Familie:* Dies können Sorgen darüber sein, inwieweit Sie ein guter Elternteil oder Freund sind. Beispiele: Sorgen über das Glück und Unglück, über das Wohlbefinden oder die Sicherheit Ihrer Familie und Freunde, oder Sorgen darüber, inwieweit Sie das Richtige sagen oder tun.
3. *Arbeit/Schule:* Dies ist ein Bereich, welcher oft eine Quelle für Sorgen darstellt. Beispiele: Sorgen darüber, ob Sie es schaffen, alle Ihre Aufgaben für den Tag oder die Woche zu erledigen. Ihre Sorgenketten drehen sich darum, inwieweit Sie den beruflichen Anforderungen genügen, ob Sie Fehler gemacht haben oder inwiefern Ihre Untergebenen die Arbeit so erledigen, wie sie es sollten.
4. *Finanzen:* Manchmal machen sich Personen Sorgen darüber, wie sie ihre Rechnungen bezahlen können oder wie sie zukünftig genügend Geld verdienen werden, auch wenn sie eigentlich wissen, dass eine ausreichend große finanzielle Reserve vorhanden ist.
5. *Alltag:* Die Sorgen kreisen um Anforderungen und mögliche Gefahren im Alltag. Beispiele sind: Pünktlichkeit, Gefahren im Verkehr, ein gutes Erscheinungsbild abgeben oder den Haushalt auf Vordermann bringen.

Die Inhalte der chronischen Sorgen sind grundsätzlich mit den Sorgen vergleichbar, die auch andere Personen haben. Im Unterschied dazu können jedoch die übermäßigen Sorgen nicht mehr gestoppt werden. Sie führen sozusagen ein Eigenleben. Personen, die sich chronisch sorgen, liegen beispielsweise in der Nacht im Bett wach und machen sich Sorgen über die in der nächsten Woche oder im nächsten Jahr anstehenden Ereignisse. Trotz des Wunsches, die Sorgen zu stoppen, quälen diese sie weiter. Chronisch besorgte Personen können oftmals schlecht «abschalten», so dass die Sorgen etwa von der Arbeit mit nach Hause genommen werden (Probleme am Arbeitsplatz) oder umgekehrt (Sorgen über die Kinder). Ein zentrales Ziel dieser Therapie ist es, dass wir Sie darin unterstützen möchten, zu lernen, wie Sie Ihre Sorgen «abschalten» bzw. sich selbst beruhigen und steuern können.

Mit dem chronischen Sich-Sorgen können einige zugrundeliegende Überzeugungen in Verbindung gebracht werden. Diese Überzeugungen können zu einem großen Teil erklären, warum es so schwierig ist, die Sorgen abzuschalten.

1. *Perfektionismus* oder die zugrundeliegende Überzeugung, dass jemand keine Fehler machen sollte. Damit kann die Überzeugung verbunden sein, dass Fehler bei Beurteilungen oder Entscheidungen – etwa in der Kindererziehung, bei der Arbeit oder anderswo – ein Zeichen für grundsätzliche Inkompetenz oder totales Versagen sind.
2. *Übersteigertes Verantwortungsbewusstsein* oder die zugrundeliegende Überzeugung, dass die Nichtberücksichtigung von negativen Möglichkeiten ein Zeichen von Verantwortungslosigkeit darstellt. Jegliche Sorgen, die uns in den Sinn kommen, dürfen grundsätzlich nicht ignoriert werden. Sich zu sorgen ist sozusagen die «heilige Pflicht» des verantwortungsvollen Menschen.
3. *Steuerbarkeit* oder die zugrundeliegende Überzeugung, dass die Dinge aus dem Ruder laufen, wenn wir uns nicht sorgen. Sorgen helfen uns, mögliche negative Ereignisse zu erkennen und diese zu verhindern. Beispielsweise: «Ich bin froh, dass ich mir Sorgen um meine Tochter gemacht habe, da sie nun sicher von ihrer Reise zurückgekehrt ist» oder umgekehrt: «Ich mache mir Sorgen, dass ich mir keine Sorgen mache».
4. *Negative Überzeugungen über die Sorgen selbst* oder die Überzeugung, dass die Sorgen einen verrückt werden lassen oder dass sie Beweis dafür sind, dass man den Verstand verliert oder unfähig ist, zu funktionieren.

Diese zugrundeliegenden Überzeugungen treiben Sie entweder dazu, sich weiter Sorgen zu machen (weil Sorgenmachen bedeutet, dass Sie «wahrscheinlich weniger Fehler machen werden», dass Sie «verantwortungsvoll sind» und dass Sie «vor negativen Ereignissen bewahrt werden»), oder sie bringen Sie dazu, unzählige Dinge zu tun, um sich vor Sorgen zu schützen. Sie lenken sich beispielsweise ab oder Sie bereiten sich immer vollständig auf den nächsten Arbeitstag vor, damit Sie sich nicht während der Nacht darum sorgen müssen (weil exzessives Sorgen während der Nacht Sie möglicherweise dazu bringt, «den Verstand zu verlieren»). In beiden Fällen halten diese zugrundeliegenden Überzeugungen die Sorgen aufrecht.

Die Verhaltenskomponente

Die Bereitschaft, für eine Bedrohung oder eine Gefahr «allzeit bereit» zu sein, kann offensichtlich körperliche Reaktionen und damit verbundenes Verhalten hervorrufen, wie beispielsweise Ruhelosigkeit, niedrige Konzentrationsfähigkeit und Reizbarkeit.

Andere Verhaltensweisen sind direkt auf die Inhalte der Sorgen bezogen, so die Überzeugung, dass man immer vollkommen auf den nächsten Arbeitstag vorbereitet sein sollte, damit man sich keine Sorgen während der Nacht machen muss. Oder aber, dass man keine zusätzlichen Aufgaben annimmt, damit man sich keine Sorgen machen muss, inwieweit man diese auch erledigen kann.

Das Perfide an den Sorgen ist, dass sie einem tatsächlich helfen, auf mögliche zukünftige Belastungen vorbereitet zu sein. Etwa, indem Sie sich voll und ganz auf den nächsten Arbeitstag vorbereiten und so eine mögliche Kritik vorwegnehmen. Oder dass Sie Ihr Haus in perfekter Ordnung halten, um auf einen unangemeldeten Besuch vorbereitet zu sein oder um eine negative Bewertung durch Ihre Gäste zu verhindern.

Weitere mögliche Verhaltensweisen sind die «Sicherheits-Checks». Dies meint, dass Sie in Ihrem Alltag Sicherheitskontrollen eingebaut haben mit dem Ziel, Ihnen die Gewissheit zu geben, dass alles in Ordnung ist. Das beinhaltet, dass Sie sich ständig absichern und/oder sich selbst überprüfen. Dieses Verhalten schließt Dinge mit ein wie den Partner/die Partnerin während der Arbeit anzurufen, um sicher zu sein, dass er/sie in Sicherheit ist. Oder dass der Wetterbericht angeschaut wird, um die Wetterprognosen zu erfahren für diejenigen Orte, an denen Familienmitglieder durchfahren oder sich aufhalten. Natürlich nutzen viele Menschen «Sicherheits-Checks». Hier aber erfolgen die Checks möglicherweise öfter als bei anderen Personen, und die unmittelbare Erleichterung, die sie verschaffen, entwickelt sich unglücklicherweise oftmals zu *verstärkter* Angst.

Alle diese Verhaltensweisen führen dazu, dass Ihre Ängste aufrechterhalten werden und dass sie sich chronifizieren. Wir werden Ihnen helfen, sich von diesen Verhaltensweisen zu trennen bzw. diese auf ein sinnvolles Niveau zu reduzieren.

Ihre drei Angstkomponenten

Alle drei Angstkomponenten spielen ineinander, so dass sich Ihre Ängste aufschaukeln und Ihre Sorgen nicht mehr gestoppt werden können. Dieses Zusammenspiel ist oftmals sehr individuell und situationsspezifisch. Vielleicht haben Sie sich in einigen der oben genannten Punkten angesprochen gefühlt und sind erstaunt, wie stark Sie sich in den beschriebenen Symptomen und Verhalten wiedererkennen. Sicherlich gibt es aber auch Bereiche, wo Sie sich weniger angesprochen fühlen oder wo die Dinge bei Ihnen gerade entgegengesetzt laufen. Gerne würden wir Sie einladen, sich nun auf Ihre eigenen und ganz individuellen Sorgenmuster zu konzentrieren und genau kennenzulernen. Ein erstes Ziel in Richtung Veränderung ist, dass Sie objektiver Beobachter Ihrer eigenen Reaktionen werden. Benutzen Sie Ihr Sorgentagebuch, das Sie in der letzten Woche ausgefüllt haben und listen Sie Ihre eigenen, typischen körperlichen Symptome, Gedanken und Verhaltensweisen auf.

Wenn sich beispielsweise Max Sorgen macht, hat er meistens ziemlich zappelige Beine, verspürt einen Druck im Brustkasten und allgemeine Muskelverspannungen. Seine Gedanken drehen sich um negative Ereignisse, wie dass er bei seiner Arbeit Fehler macht und deshalb seine Arbeitsstelle verliert, dass er nicht alles rechtzeitig erledigen kann und dass er in naher Zukunft «auf der Straße» landen wird. Max reagiert bei seiner Arbeit und zu Hause oftmals sehr gereizt und versucht, alles unter Kontrolle zu halten.

Schreiben Sie nun Ihre Symptome, Gedanken und Verhaltensweisen auf, welche Sie am meisten beschäftigen, wenn Sie sich ängstlich fühlen oder sich über zukünftige Ereignisse Sorgen machen. Verwenden Sie dafür Ihre detaillierten Einträge im Sorgentagebuch, das Sie über die letzten Wochen ausgefüllt haben. Erinnern Sie sich daran, dass sich Ihre körperlichen Symptome, Verhaltensweisen und Gedanken wahrscheinlich unterscheiden, je nachdem ob Sie sich in einem Angstzustand oder einem Zustand von Furcht (der eigentlichen Kampf- oder Fluchtreaktion) befanden. Beispielsweise zeigten sich bei *Furcht*situationen möglicherweise Symptome wie Herzrasen oder Schwindelgefühle, so dass Sie befürchteten, einen Schwächeanfall zu erleiden. Möglicherweise hatten Sie das Gefühl, so schnell wie möglich die Situation verlassen zu müssen («Es geschieht. Ich werde sterben.»). Ihre *Angst*zustände standen im Gegensatz dazu möglicherweise in dem Zusammenhang, dass Sie extra schwer arbeiteten, um negative Ereignisse zu vermeiden (etwa dass Sie Ihren Job verlieren), Ihre Hauptgedanken drehten sich sehr wahrscheinlich um negative Ereignisse in der Zukunft («was wäre, wenn»). Beschreiben Sie nun Ihre körperlichen Hauptmerkale, Gedanken und Verhaltensweisen, die Sie wahrnehmen, wenn Sie sich ängstlich fühlen oder sich Sorgen über Zukünftiges machen. (Angstkomponenten von Max, siehe unten; Meine Angstkomponenten, folgende Seite)

Das Zusammenspiel der Angstfaktoren

Die drei Faktoren der Angst bestimmen nicht nur das Erleben der Angst, sondern beeinflussen sich gegenseitig und intensivieren Ihre Angst oder schwächen sie ab. Lassen Sie uns als Erstes den Aufschaukelungsprozess betrachten. Zu gewissen Zeiten können uns sorgenvolle Gedanken eine erhöhte körperliche Anspannung verursachen, welche wiederum unser

Angstkomponenten von Max

Körperliche Hauptmerkmale:	zittrig, angespannte Beine Knoten im Magen, Druck auf Brust verspannt, vor allem Kopf und Nacken
Hauptgedanken/ -vorstellungen:	Fehler in der Arbeit, Jobverlust Dinge nicht fertig bekommen Zukunft der Familie
Hauptverhaltensweisen:	Gereiztheit bei Kollegen und Familie größere Aufgaben aufschieben meine Arbeit immer wieder durchsehen

Meine Angstkomponenten

Körperliche Hauptmerkmale:

Hauptgedanken/-vorstellungen:

Hauptverhaltensweisen:

Verhalten behindern. Zum Beispiel können Sorgen über die Sicherheit Ihrer Freunde und Familie dazu führen, dass Sie eine größere körperliche Unruhe und Ruhelosigkeit spüren. Diese Unruhe wiederum kann dazu führen, dass Sie sich während der Arbeit schlechter konzentrieren können. Andererseits kann eine erhöhte Anspannung gleichzeitig dazu führen, dass Sie sich vermehrt sorgenvolle Gedanken oder Vorstellungen machen. Die verschiedenen Komponenten schaukeln einander auf und beeinflussen sich gegenseitig. Sie sind in einer negativen Spirale gefangen. Ein weiteres Beispiel: Wenn Sie negative Rückmeldungen bei der Arbeit befürchten, so verspannen sich möglicherweise Ihre Muskeln, und Sie haben Schwierigkeiten, sich zu konzentrieren. Dies wiederum kann die Angst erhöhen, dass Sie entlassen werden, was wiederum dazu beitragen kann, dass Sie sich körperlich angespannt und erschöpft fühlen. Dadurch kann es sein, dass Sie ein neues Projekt bei der Arbeit immer weiter hinausschieben, was wiederum Ihre Sorgen darüber verstärken kann, dass Sie entlassen werden, so dass die Sorgenspiralen zu rasen beginnen. Sie fühlen Sich in den Sorgenketten ausweglos verfangen. (Zusammenspiel Angstfaktoren, siehe unten)

Lassen Sie uns ein weiteres Beispiel betrachten. Max saß am Freitag Morgen an seinem Arbeitscomputer. Er hatte Angst und machte sich große Sorgen über die Renovation seiner Herberge. Seine Sorgen waren zu Beginn relativ mild, bis er ein Mitarbeiter sagen hörte, dass dieser in seinem eigenen Haus mit einem Sanitärinstallateur Probleme habe. Der Installateur war nicht zur abgemachten Zeit erschienen. Daher war der Küchenabfluss immer noch verstopft und würde erst am Abend repariert. Als Max dies hörte, fing er an, sich Sorgen zu machen, dass die kleinen Renovationsarbeiten in seiner Herberge nicht beendet würden bis zum Abend. Falls dies eintreffen würde, wäre dies eine Katastrophe, weil dann die Kunden, die für

Das Zusammenspiel der Angstfaktoren

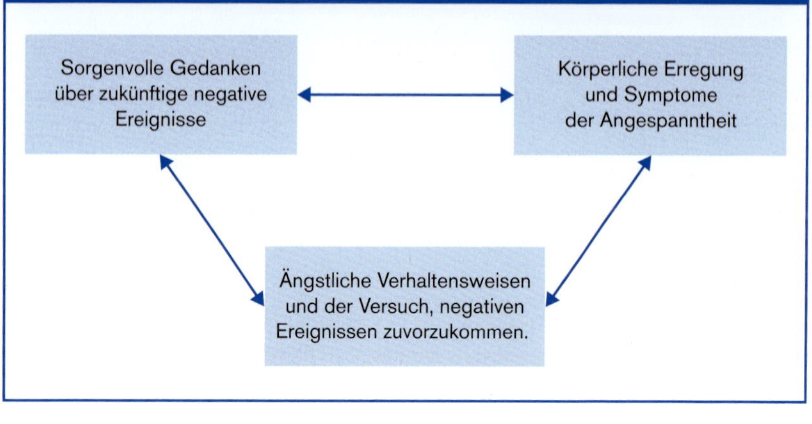

die nächste Woche gebucht hatten, sehr enttäuscht sein würden. Während Max sich weiter Sorgen darüber machte, wurde er zunehmend angespannter und ruheloser. Er rief den Hauptverantwortlichen an, um sich zu vergewissern, aber dieser war nicht unmittelbar per Handy erreichbar. Dies veranlasste Max dazu, sich noch mehr Sorgen zu machen, und seine Vermutung entwickelte sich zur Überzeugung, dass die Arbeiter die Renovationsarbeiten nicht rechtzeitig abschließen können. Er versuchte, sich auf die Arbeit zu fokussieren, empfand dies jedoch als sehr schwierig, da er sich sehr angetrieben fühlte und nun auch Magenschmerzen hatte. Als Resultat begann er, sich Sorgen zu machen über mögliche weitere negative Folgen bei der Arbeit. Es plagte ihn, was andere über ihn denken würden und dass sie dächten, er würde es ganz allgemein nie schaffen, seine Arbeit zu erledigen. Dies wiederum führte dazu, dass er fürchtete, mit Schimpf und Schande in Konkurs zu gehen, auch seine privaten Rechnungen nicht mehr bezahlen zu können und als Person vollkommen zu scheitern.

Tatsächlich verliefen die meisten kleinen Renovationsarbeiten mehr oder weniger nach Plan, und auch wenn einzelne sich verzögerten und noch nicht abgeschlossen waren, schienen die Kunden jeweils sehr zufrieden zu sein mit der Herberge. Wie gewöhnlich, unterschied sich die Realität vollkommen von den Horrorszenarien, welche sich Max während der Arbeit ausgemalt hatte.

Wie entwickeln sich Ihre typischen Angstsituationen? Wie ist die Abfolge der Ereignisse?

Die Mechanismen Ihrer Angst zu verstehen, ist ein wichtiger Schritt, Ihre Ängste unter Kontrolle zu bringen: Wenn Sie die Muster verstehen, durch welche Ihre Ängste ausgelöst und verstärkt werden, so kann dies Möglichkeiten aufzeigen, an welchen Punkten Ihre Ängste verändert werden können. Benutzen Sie das folgende Aufgabenblatt, um den Ablauf Ihrer Gedanken, Verhaltensweisen und körperlichen Symptome während einer typischen Angstepisode festzuhalten. Dies kann auch ein Ereignis sein, welches Sie bereits im Sorgentagebuch dokumentiert haben. Beachten Sie, dass Sie im Sorgentagebuch Ihre Gedanken, Symptome und Verhaltensweisen aufgezeichnet haben, wohingegen Sie nun auf diesem Arbeitsblatt die

Mechanismen dokumentieren, wie sich die verschiedenen Faktoren gegenseitig aufschaukeln.

So wie sich Sorgenketten spiralförmig verstärken und ausweiten können, so kann man diese Spiralen auch sukzessive verlangsamen und durchbrechen. Achten Sie auf Möglichkeiten, wie Sie Ihre Sorgenketten durchbrechen können, und lassen Sie sich von Ihren Ängsten nicht mehr ins Bockhorn jagen. Je mehr Sie sich Ihren Ängsten stellen und diese nach objektiven Anhaltspunkten befragen, desto mehr werden die Ängste ihren bedrohlichen Anschein verlieren. Als Max anfing, sich Sorgen über die Renovation zu machen, fühlte er sich körperlich äußerst angespannt. Wenn er sich an dem Punkt rückversichert hätte, dass ein guter Verlauf der Renovation wahrscheinlicher ist und sich eine Verzögerung in der Vergangenheit kaum negativ auf die Kundenzufriedenheit ausgewirkt hatte, dann hätte er möglicherweise eine andere, weniger starke emotionale Reaktion erlebt. Anstatt sich in eine Eskalation zu verheddern, hätte seine körperliche Anspannung möglicherweise abgenommen, und er wäre an seine Arbeit zurückgekehrt. Auch wären die Sorgen darüber, dass er entlassen würde, möglicherweise gar nicht erst aufgetaucht.

Dies alles ist einfacher gesagt als getan. Und so können wir uns möglicherweise dabei beobachten, wie die alten Muster ablaufen. Jede Situation, in welcher Sie sich als Beobachter sehen können und sich dadurch von Ihren Ängsten etwas distanzieren, ist ein wichtiger Schritt in die richtige Richtung. Je mehr Sie sich mit Ihren Sorgen in einer objektiven Art und Weise auseinandersetzen, umso mehr werden Sie sich selbst überzeugen und daran gewöhnen, dass die Inhalte Ihrer Sorgen weniger dramatisch sind, als Sie dies vielleicht gerade befürchten. (Zusammenspiel meiner Angstfaktoren, folgende Seite).

Das Zusammenspiel meiner Angstfaktoren

Beschreiben Sie anhand eines Beispiels, wie sich die drei Komponenten Ihrer Sorgenketten aufschaukeln:

Themenblock 4: Ursachen der generalisierten Angststörung

Ziele:

- Ihre Aufzeichnungen der letzten Woche anschauen und die Daten zu Ihrer Dokumentation der Fortschritte hinzufügen
- Die Ursachen der eigenen übermäßigen Sorgen kennenlernen
- Mit den Aufzeichnungen fortfahren

Rückblick auf Ihre Aufzeichnungen

Haben Sie Ihr Sorgentagebuch und Ihr Stimmungstagebuch während der letzten Woche ausgefüllt? Diese Arbeit ist unangenehm, vielleicht jedoch weniger unangenehm als befürchtet. Jedenfalls kann die objektive und systematische Beobachtung Ihnen helfen, ein objektiveres Verständnis der einzelnen Aspekte Ihrer Sorgen zu entwickeln, nämlich Ihrer typischen Angstauslöser und Reaktionen, Ihrer Symptome, Gedanken und Ihres Verhaltens. Werden die Komponenten der Angst aufgeteilt, so erscheinen sie oftmals überschaubarer und handhabbarer als im übergroßen Gesamtpaket. Weiter können Sie durch die genaue Beobachtung die Aufschaukelungsprozesse besser verstehen, in denen aus vielen kleinen Ängsten übermächtige Ängste werden. Wie im Themenblock 2 beschrieben, kann diese systematische Beobachtung helfen «außerhalb der Gelatine-Schüssel» zu stehen, statt sich in Sorgenketten zu wälzen.

Schauen Sie auf Ihre Aufzeichnungen und tragen Sie die Anzahl Angstepisoden und das durchschnittliche Angstniveau in Ihre Dokumentation der Fortschritte ein.

- Welche Muster lassen sich erkennen?
- Welches sind die typischen Ereignisse, die Angst auslösen?
- Welches sind Ihre typischen Gedanken und Verhaltensweisen in einem Zustand der Angst?

- Entdecken Sie wiederkehrende Themen in Ihren besorgniserregenden Gedanken (Perfektionismus, keine Fehler machen wollen, das Gefühl, für alles verantwortlich zu sein, was Ihnen selbst oder Ihren Lieben geschieht, ...)?
- Welche der Grundannahmen aus Themenblock 3 (Perfektionismus, Verantwortung, Kontrollierbarkeit und negative Überzeugungen über die Angst) treten bei Ihnen auf?
- Wie entwickeln sich die Sorgenketten?
- Wie schaukeln sich die verschiedenen Komponenten gegenseitig auf?
- Haben Sie manchmal bemerkt, dass Ihre Gedanken zu ängstlichem Verhalten oder zu körperlicher Anspannung geführt haben, was wiederum zu sorgenvollen Gedanken führte? Vielleicht sind Sie körperlich angespannt aufgewacht, was Sie zu der Annahme gebracht hat, dass etwas Schlimmes am nächsten Tag geschehen könnte.
- Nehmen Sie die körperlichen Symptome stärker wahr als die gleichzeitigen Sorgenketten, oder umgekehrt?
- Vermeiden Sie, den kleinen Ängsten ins Auge zu sehen, bis «die ganze Gelatine ins Wanken» gerät?

Fahren Sie fort, sich solche Beobachtungsfragen zu stellen. Zentral ist, dass diese Fragen Sie zum genauen Hinsehen zwingen. Bildlich gesprochen können Sie dem übergroßen Luftballon Ihrer Ängste kleine Nadelstiche zufügen. Dies wird Ihnen helfen, ein vollständiges und objektives Verständnis für die Art Ihrer Angstreaktionen zu entwickeln.

Wie können normale Sorgen zu übermäßigen Sorgen werden?

In diesem Abschnitt werden zwei wesentliche Fragen behandelt: 1) Wie können sich übermäßige Sorgen und Angst entwickeln, oder: «Warum bin ich ängstlicher geworden?» 2) Was macht übermäßiges Sorgen aus, oder: «Warum kann ich dieses Problem nicht kontrollieren?»

Mögliche Gründe für übermäßige Sorgen

Es ist nicht unbedingt notwendig, die grundlegenden Ursachen der übermäßigen Ängste und Sorgen zu verstehen, um von der Behandlung zu profitieren, jedoch kann es hilfreich sein. Ein vollständiges Verständnis der Ursachen ist deshalb nicht zwangsläufig notwendig, weil die Faktoren, die das Problem aufrechterhalten, nicht dieselben sein müssen, die es verursachen. Zentral erscheint, dass alle Menschen eine Lerngeschichte haben. Erlernte Verhaltensmuster können sich über die Jahre hinweg im Gehirn verfestigt haben, wie Lastwagen-Fahrrinnen auf Schotterstraßen. Verhalten durch «Ursachen» zu erklären, ist im Nachhinein oftmals etwas vage und unbestimmt. Die meisten Menschen erkennen Ereignisse und Eigenschaften bei sich, welche die Ängste verstärkt haben könnten. Es können verschiedene körperliche, psychische und auch soziale Faktoren zusammenspielen, wenn eine generalisierte Angststörung entsteht. Mögliche Erklärungen der Angst zu finden, ist keine Frage der Schuld oder der Wahrheit. Die meisten Patienten erleben es als eine Erleichterung, zu wissen, dass sich ihre übermäßige Angst nicht unkontrollierbar und aus dem Nichts heraus entwickelt hat und dass ihre Ängste auch nachvollziehbar sind. Dies kann das unbestimmt Bedrohliche der Ängste zumeist etwas abschwächen.

Es gibt gute Hinweise dafür, dass *biologische Faktoren* einen Beitrag zur Angst leisten. Die Forschung hat erbliche Komponenten gefunden, welche die Angstgefühle oder die Anspannung beeinflussen. Dies bedeutet aber nicht, dass die generalisierte Angststörung genetisch veranlagt ist. Eine allgemeine Empfindlichkeit oder Emotionalität kann wohl vererbt sein. Diese Vererbung kann sich in der Tendenz äußern, dass man schon als Kind etwas «gehemmt» oder «aufgedreht» oder «erregbar» war. Diese Arten der Sensibilität sind nicht nur negativ und unangenehm. So neigen z. B. spontane Personen dazu, an Hochzeiten oder Sportanlässen Emotionen zu zeigen, und sie genießen diese Ereignisse umso mehr, wenn sie wirklich «in sie eintauchen» können. Daher ist Sensibilität oder Emotionalität bei positiven oder negativen Ereignissen nicht unbedingt ein Zeichen für ein Angstproblem. Jedoch scheint die leichte Aktivierbarkeit von Emotionen im Allgemeinen ein förderlicher Faktor zu sein, welcher zur Entwicklung einer generalisierten Angststörung beitragen *kann*.

Welche *Lernerfahrungen* tragen dazu bei, dass man ängstlich wird? Zunächst einmal kann gelernt worden sein, die Welt als einen gefährlichen und bedrohlichen Ort zu betrachten. Mit dieser Weltsicht können eine Reihe von Überzeugungen wie Perfektionismus, Verantwortung und Kontrollbedürfnisse verbunden sein. Wenn Bedrohung allgegenwärtig ist, macht es vollkommen Sinn, alles perfekt zu planen und bis aufs Kleinste reibungslos zu organisieren. Verständlicherweise fühlt man sich verantwortlich, möglichst alles zu berücksichtigen, um negative Ereignisse zu verhindern. Wenn Sie ein negatives Ereignis voraussehen und nichts dagegen tun, dann sind Sie womöglich schuld daran, wenn dieses wirklich eintrifft. Daher halten Sie die Kontrolle aufrecht und bleiben auf der Hut. Und wie lernen wir eine solche Haltung? Im günstigen Fall wird eine geeignete Unterstützung unserer Entwicklung in der Kindheit und Jugend die Gewissheit verstärken, dass man sich auf irgendeine Weise den Herausforderungen stellen kann und dass negative Ereignisse kontrollierbar sind. Wenn wir diese generelle Kontrollüberzeugung jedoch nicht entwickeln konnten oder verloren haben, weil wir durch schlechte Erfahrungen in dieser Hoffnung enttäuscht worden sind, kann sich die Überzeugung festigen, dass die Welt grundsätzlich gefährlich und es daher sinnvoll ist, immer auf das Schlimmste gefasst zu sein. Diese Art der Weltsicht muss nicht zwingend eine generalisierte Angststörung verursachen. Sie kann jedoch ein Nährboden zur Entwicklung einer Angststörung sein. Viele Patienten berichten in der Therapie, dass sie schon immer etwas vorsichtiger als die meisten Menschen waren. Tatsächlich führt Übervorsichtigkeit oft zu einer effizienten und produktiven Funktionsweise. Oftmals – und dies kann die Sache ziemlich vertrackt machen – schreiben sich Menschen die Gründe für ihre erhöhte Vorsicht selbst zu, etwa so: «Im Gegensatz zu anderen Personen muss ich vorsichtiger sein, da ich weniger fähig bin als die anderen.» Diese automatischen, negativen Gedanken sind einem oftmals kaum bewusst, können einen jedoch im Verhalten stark lenken.

Sind Sie davon betroffen, dann werden Sie sich deshalb schwer auf die Schnelle überzeugen lassen, dass Sie möglicherweise mit einer etwas entspannteren Grundhaltung der Welt gegenübertreten und dennoch sehr gut funktionieren können. Gerade deshalb ist uns hier der Hinweis wichtig, dass bisherige Patienten genau eine solche Veränderung während der Therapie bei sich selbst bemerkten und dass sie diese als äußerst positiv bewerteten.

Ein weiterer Aspekt, welcher mit der Entwicklung einer Angststörung in Zusammenhang stehen kann, ist negativ und/oder positiv erlebter *Stress*. Stressoren oder bestimmte wichtige Ereignisse, die zu bestimmten Zeitpunkten auftreten, können zur Entwicklung einer Angstproblematik beitragen. Zu solchen Ereignissen zählen Erlebnisse, wie die Schule zu verlassen, zu heiraten, Kinder zu bekommen, befördert zu werden und andere wichtige positive oder negative Lebensereignisse. In solchen Situationen kann sich die erwartungsvolle, möglicherweise sogar positiv bewertete Angst zu einer problematischen, störenden Angst weiterentwickeln.

Die Entwicklung einer übermäßigen Angst wird immer durch verschiedene Bedingungen mitverursacht. Das Diagramm 2 (unten) zeigt mögliche Faktoren auf.

Es ist wichtig, zu verstehen, dass ein höheres Maß an Emotionalität oder Nervosität dazu führen kann, dass man stärker auf Lebensereignisse reagiert, was jedoch noch keine übermäßigen Ängste verursachen muss. Ob sich eine Angststörung entwickelt, basiert auf dem komplexen Zusammenspiel der Faktoren, die wir besprochen haben: Genetik, körperliche Nervosität, die Sicht der Welt und bestimmte Lebensereignisse.

Diagramm 2: Mögliche Ursachen der generalisierten Angststörung

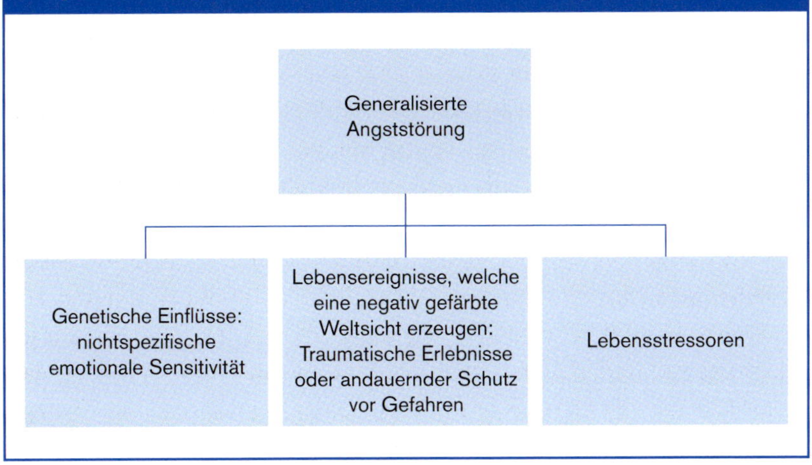

Es ist ebenfalls wichtig, zu verstehen, dass Ängstlichsein nicht mit «geisteskrank» gleichzusetzen ist. Wir verstehen Ihre übermäßigen Ängste als eine natürliche und in sich stimmige Antwort auf eine ungünstige Lebenskonstellation. Sie haben möglicherweise gelernt, die Welt als einen gefährlichen und bedrohlichen Ort zu betrachten, gekoppelt mit starkem Verantwortungsbewusstsein und dem Streben nach Perfektionismus und Kontrolle. Dies sind alles Aspekte Ihrer Reaktion, die grundsätzlich nicht auf immer und ewig in Stein gemeißelt sein müssen. Wir glauben nicht an den Satz «Was Hänschen nicht lernt, lernt Hans nimmer mehr». Im Gegenteil, die aktuelle neuropsychologische Forschung weist darauf hin, dass das menschliche Gehirn bis ins hohe Alter erstaunlich veränderbar und anpassungsfähig ist.

Beachten Sie, dass Angst und Sorgen normale Zustände sind, die tatsächlich eine wichtige Schutzfunktion erfüllen, indem sie uns auf kommende Unsicherheiten oder bedrohliche Ereignisse vorbereiten. Während dieser Vorbereitung erleben wir körperliche Anspannung und einen Strom von Gedanken, welcher der Problemlösung gilt. Dieser Prozess ist wichtig für unser Überleben. Was die Sorgen übermäßig und unangepasst macht, ist der Umstand, dass sie zur falschen Zeit auftreten, dass sie zu groß sind und sich nur schwer stoppen lassen.

Faktoren, welche die Angst aufrechterhalten

Sobald ein Zustand erhöhter Angst auftritt, können Faktoren wie erhöhte Anspannung, ängstliche Gedanken und Vorstellungen sowie ängstliches Verhalten das Problem aufrechterhalten oder zusätzlich in Fahrt bringen. Dies ist in mehrfacher Hinsicht möglich. Ihr Körper befindet sich in Alarmbereitschaft. Wie im Zusammenhang mit dem «Ablauf der Angstkomponenten» beschrieben, können sich ängstliche Gedanken, Verhaltensweisen und körperliche Anspannung gegenseitig beeinflussen und zusätzlich Angst erzeugen. Diese mehrfachen positiven (also sich steigernden) Rückkoppelungen sind auch für die Bewertung der langfristig empfundenen Angst bedeutsam und tragen zur negativen Bewertung bei. So können etwa Gedanken über die Einhaltung von Fristen oder darüber, alles genau richtig zu machen, Sie zwar dazu motivieren, alles zu erledigen. Der Gedanke aber, dass etwas schief gehen könnte, bleibt im Hinterkopf bestehen. Dieser Gedanke kann so stark werden, dass er Ihre Fähigkeit torpediert, sich zu konzentrieren. Dies führt dazu, dass Sie beim nächsten Mal, wenn Sie mit einer Frist konfrontiert sind, weniger Vertrauen in Ihre Konzentrationsfähigkeit haben und Sie die Aufgabe abbrechen, was wiederum als Misserfolgserlebnis über längere Zeit Ihre Angst verstärkt.

Auch eine hohe körperliche Anspannung kann eine Problemlösung behindern. Sie kann Sie darin bestärken, noch mehr auf das Schlimmste zu fokussieren, anstatt sich auf die Lösung des Problems zu konzentrieren. Sie versteifen sich vermehrt auf negative Ereignisse und halten diese für wahrscheinlich, obwohl die Wahrscheinlichkeit, dass sie tatsächlich auftreten, viel geringer ist. Wie ein Kaninchen, das vor dem Fuchs erstarrt, sehen Sie keinen Ausweg mehr. Sie befürchten womöglich, dass etwas in einem Desaster enden wird, obwohl die Dinge bei genauerem Hinsehen durchaus zu bewältigen wären. Folglich geben Sie sich zu wenig Zeit, um realistischere Lösungen zu berücksichtigen. Ihre Aufmerksamkeit ist voll auf mögliche negative Konsequenzen gerichtet, der Wechsel hin zu möglichen Lösungen erscheint Ihnen vielleicht sogar unüberwindbar.

Ein weiterer Grund, warum die Ängste aufrechterhalten bleiben, sind die zuvor besprochenen negativen Überzeugungen und Annahmen. Diese Überzeugungen aktivieren weitere Sorgen oder Verhaltensweisen, die wiederum zu ganzen Sorgenketten führen können. Die Sorgenketten können so überhandnehmen, dass jedes Argument, welches gegen sie sprechen könnte, hinterfragt wird. Es scheint so, als wollten wir uns selbst überzeugen, dass es keinen Ausweg mehr aus den Sorgen gibt.

Spannungen und Sorgen werden verstärkt, wenn negative Ereignisse (welche uns allen schon einmal passiert sind) als Basis für weitere Sorgen verwendet werden. Dadurch entstehen aneinandergereihte Sorgenketten. Das heißt, dass negative Ereignisse bei jemandem, der sich häufig Sorgen macht, noch größere Sorgen hervorrufen können. Für sein oder ihr Empfinden steigt bei einem negativen Vorfall die Wahrscheinlichkeit, dass das Negative auch in Zukunft wieder auftreten wird.

Gleichzeitig wird jedoch dem Sich-Sorgen manchmal eine «magische» Wirkung unterstellt. Es könne die Wahrscheinlichkeit verringern, dass die negativen Ereignisse in Zukunft auftreten. Ein Beispiel dafür wäre: «Da mein Chef mich ermahnt hat, sorge ich mich, dass er mich wieder ermahnen wird. Wenn ich mir Gedanken über seine Rüge mache, so sinkt die Wahrscheinlichkeit, dass er es wieder tut.» Manchmal können Sorgen tatsächlich ein Problem lösen, z. B. wenn Sie sich über das Bestehen einer Prüfung sorgen und dadurch mehr lernen, um bessere Noten zu erzielen. Dies wäre ein Bespiel für ein wirkungsvolles Verhalten. Die Sorge *an sich* kann aber nicht verhindern, dass negative Ereignisse eintreffen. Probieren Sie es aus: Schauen Sie, ob Sie die Anzahl Verkehrsunfälle in Ihrem Gebiet dadurch verringern können, dass Sie sich Sorgen darüber machen. Mit anderen Worten: Das Sorgen an sich hat wenig Einfluss darauf, ob unabhängige negative Ereignisse geschehen. Ebensowenig wird die Sorge, dass Ihr Flugzeug abstürzen könnte, die Wahrscheinlichkeit eines Flugzeugabsturzes beeinflussen. Auch die Sorge um die Gesundheit Ihres Kindes, während es sich im Kindergarten oder in der Schule befindet, hat keinen Einfluss auf die Wahrscheinlichkeit, dass sich Ihr Kind auf dem Pausenplatz verletzt.

Ein letzter Grund, warum sich jemand mit einer generalisierten Angststörung übermäßige Sorgen macht, obwohl dies keine Probleme löst und alles nur noch verschlimmert, erklärt sich durch neuere wissenschaftliche Erkenntnisse. Übermäßige Sorgen bewirken, dass unsere Gedanken voll und ganz auf die Gefahr fixiert sind. Es erscheint nicht mehr möglich, dass wir uns auf die Gefühle und Bilder, welche den gefahrvollen Gedanken zugrunde liegen, konzentrieren. Wir denken also so stark über anstehende Probleme nach, dass wir keine Zeit mehr haben, uns unseren negativen Emotionen zu widmen. Dies liegt daran, dass das Denken an ein Problem und das Fühlen von Emotionen verschiedene Gebiete des Gehirns beanspruchen. Unsere Angst können wir aber nur dann vermindern, wenn wir uns auf unsere Emotionen und Gefühle einlassen und uns diesen stellen. Das ständige Sorgen hält uns davon ab, uns mit den möglichen negativen Emotionen auseinanderzusetzen. Die sorgenvollen Gedanken sind sozusagen Vorwand dafür, uns den negativen Gefühlen nicht zu stellen. Dies ist wiederum ein Grund, warum wir uns sorgen (auch wenn wir es nicht wollen). Obwohl wir wissen, dass die Lösung darin liegt, unsere Gefühle zu konfrontieren und mit ihnen zu arbeiten, sorgen wir uns ständig, um genau dies zu vermeiden. In dieser Therapie werden Sie lernen, sich Ihren Emotionen und Gefühlen, welche Ihrer Angst zugrundeliegen, zu stellen und besser mit den negativen Gefühlen umzugehen.

All diese Faktoren tragen dazu bei, dass die Sorgen und die Anspannung erhalten bleiben. Es ist jedoch möglich, Sorgenketten zu erkennen und diese zu durchbrechen. (Diagramm 3).

Diagramm 3: Faktoren, die zur Aufrechterhaltung der Sorgenketten beitragen

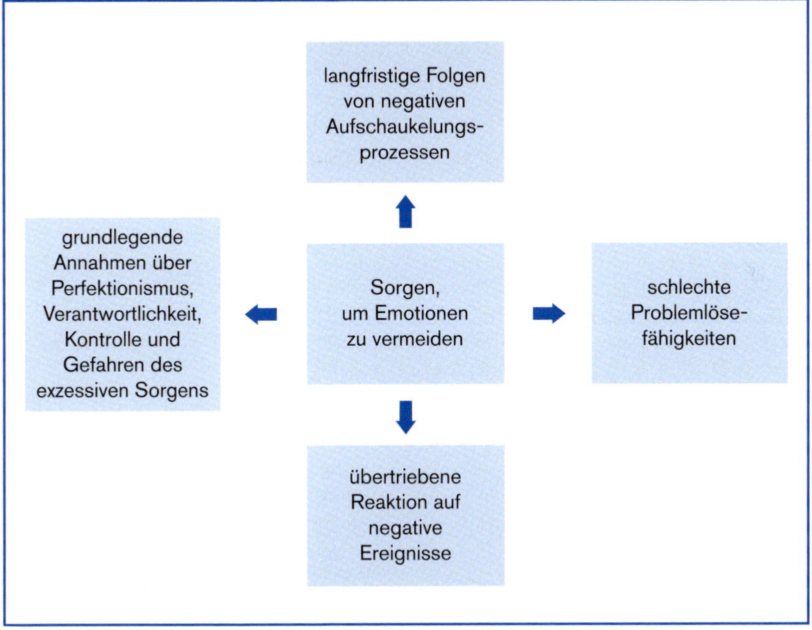

Bisher haben wir die Spirale der Angst aufgrund der Wechselwirkung von körperlichen Reaktionen, gedanklichen Sorgenketten und Verhaltenskomponenten beschrieben (Themenblöcke 1 und 2). Außerdem haben wir uns mit den Ursachen der Angst beschäftigt (Themenblöcke 3 und 4) und die Faktoren, welche die Angst aufrechterhalten, genauer betrachtet (Themenblock 4).

Die Folgen der übermäßigen Sorgen

Angst zu spüren, ist oftmals sehr nützlich und zweckmäßig, *kurze* übermäßige Angst ist auch grundsätzlich nicht gesundheitsschädigend. Längerfristige Angst kann jedoch zu negativen Konsequenzen führen. Angst wird Sie niemals verrückt machen, aber über längere Zeit können Sie nervös werden, können nicht mehr schlafen, fühlen sich müde, haben Schwierigkeiten, sich zu konzentrieren oder fühlen sich gereizt. Obwohl diese Symptome nicht gefährlich sind, so können sie Ihre Lebensqualität und diejenige Ihrer Angehörigen deutlich belasten. Darüber hinaus verringert sich Ihre Leistungsfähigkeit und Produktivität. Deshalb ist es unseres Erachtens zentral, dass Sie Ihre übermäßigen Ängste besser zu kontrollieren lernen.

Längerfristige übermäßige Angst kann Ihren Körper belasten. Das Risiko für Herzkrankheiten, hohen Blutdruck, Diabetes und Immunkrankheiten können dadurch im Verlauf des Lebens erhöht werden. Stress und Angst verringern die Funktion Ihres Immunsystems und machen Sie anfälliger für Infektionskrankheiten. Stress und Angst können auch einen Einfluss auf Ihre Sexualität haben. Es ist möglich, dass Sie Ihre Lust und Fähigkeit zur Sexualität verlieren. Es gibt auch eine Reihe von körperlichen Problemen, welche vor allem durch ein hohes Maß an chronischer Angst verursacht werden können: Reizdarmsyndrom, nervöser Magen, Durchfall, Geschwüre, Kopfschmerzen, Hautreizungen und Kiefergelenkdysfunktionen («Zähneknirschen»).

Es gibt keinen Grund, bezüglich dieser Probleme alarmiert zu sein oder sich noch mehr Sorgen zu machen. Große Angst zu haben, heißt nicht, dass Sie zwingend diese Krankheiten bekommen. Es besteht jedoch ein erhöhtes Risiko, dass die generalisierte Angststörung Ihre körperliche Gesundheit längerfristig negativ beeinflusst. Alle diese Fakten sind ein guter Grund dafür, dass es sich lohnt, sich den eigenen Ängsten zu stellen und einen anderen Umgang mit ihnen zu finden.

Themenblock 5:
Lernen, sich zu entspannen

Ziele:
- Mögliche Veränderungen dokumentieren und ansprechen
- Progressive Muskelrelaxation trainieren und anwenden
- Entspannungssituationen während des Tages wahrnehmen

Mögliche Veränderungen festhalten und verstehen

Bevor Sie mit diesem Themenblock beginnen, kann es hilfreich sein, sich der zentralen Aspekte des Sorgentagebuchs und des Stimmungstagebuchs nochmals zu vergewissern. Je mehr Sie sich mit Ihren Ängsten objektiv auseinandersetzen, desto besser werden Sie Ihre Angstmechanismen kennenlernen, sich etwas daran gewöhnen und etwas entspannter damit umgehen. Vielleicht haben sich in der Therapie einige positive Veränderungen eingestellt. Es ist also in Ihrem Interesse, sich den Ängsten systematisch zu stellen. Wenn Sie etwas nicht verstehen, lesen Sie das entsprechende Thema nochmals durch und/oder sprechen Sie Ihre Bedenken in der Therapie an. Genau dafür ist sie da. Es geht nicht um «allgemeines Wissen, das für die anderen zutrifft». Im Gegenteil, wir möchten Sie darin unterstützen, dass Sie sich mit Ihrer sehr spezifischen Problemkonstellation auseinandersetzen und sie besser verstehen.

Welche Sorgen haben Sie am meisten belastet? Gab es Veränderungen in Ihren Gedanken, Ihren körperlichen Symptomen und Ihrem Verhalten? Dokumentieren Sie die Veränderungen und sprechen Sie diese in der Therapie an.

Progressive Muskelentspannung

Im letzten Themenblock wurde die körperliche Anspannung als ein Grund genannt, der Sorgen und Ängste auslösen oder zusätzlich in Fahrt bringen kann. Hier stellen wir eine Technik vor, mit der Sie sich körperlich entspannen können. Entspannung bietet eine Möglichkeit, den Kreislauf der Ängste und Sorgenketten zu durchbrechen.

Es gibt unterschiedliche Arten, sich zu entspannen. Manche Menschen sitzen einfach nur ruhig da und hören Musik, andere machen Yoga oder meditieren. Eine wissenschaftlich gut untersuchte und wirksame Methode ist die sogenannte «Progressive Muskelrelaxation». Diese ist kein eigentliches Entspannungsverfahren, sondern ein Anspannungs-Entspannungs-Verfahren. Zentral dabei ist es, einen möglichst schnellen Wechsel von der Anspannung zur Entspannung zu trainieren, um so die allgemeine Anspannung im Alltag besser regulieren zu können.

Die Progressive Muskelrelaxation besteht aus zwei Entspannungskomponenten, der körperlichen und der mentalen Entspannung. *Körperliche Entspannung* wird durch verschiedene Übungen gelernt, in denen man Muskeln an- und entspannt. Das Erlernen der Progressiven Muskelrelaxation lässt sich mit dem Erlernen des Zehn-Finger-Systems auf der Schreibmaschinen-/Computertastatur vergleichen. Zu Beginn werden verschiedene Muskelgruppen unabhängig voneinander an- und entspannt (vergleichbar mit dem Erlernen der einzelnen Buchstaben). Danach wird die Entspannung auf vier Muskelgruppen und schlussendlich in einem einzigen Schritt herbeigeführt (vergleichbar mit dem Erlernen von Wort- und Satz-Kombinationen). Bei der *mentalen Entspannung* wird gelernt, sich auf die Gefühle zu konzentrieren, die man während des An- und Entspannens der Muskeln empfindet.

Am Anfang benötigt man für diese Art der Entspannung etwa 30 Minuten. Je stärker die Muskelgruppen zusammengefasst werden, desto schneller stellt sich eine Muskelentspannung ein. Das Ziel ist es, in einem einzigen Schritt, innerhalb von Sekunden, das Gefühl der Entspannung herbeizuführen. Da aber das Entspannen eine Fähigkeit ist, die man zuerst lernen muss, braucht es etwas Zeit und Disziplin, bis man die Ein-Schritt-Entspannung beherrscht.

Der Vorteil der Ein-Schritt-Entspannung ist, dass sie immer angewendet werden kann, sobald sich ein Angstgefühl ausbreitet. Die längere, ausgedehntere Version bleibt aber parallel dazu eine gute Möglichkeit, den Stress und die Anspannung von einem Tag abzubauen. Auch wenn Sie mit der Zeit lernen, sich schon nach kürzerer Zeit zu entspannen, kann es wichtig und richtig sein, die 30-Minuten-Version trotzdem anzuwenden.

Wie bereits im letzten Themenblock beschrieben, trägt die Kombination von körperlicher Anspannung und negativen Gedanken zu ständigen Sorgen und Angstgefühlen bei. Wenn Sie eine Methode lernen, um Ihre körperliche Anspannung zu reduzieren, wird es für Sie auch einfacher sein, belastende Gedanken zu kontrollieren. Diese Entspannungsübung sollte einen festen Platz in Ihrem Tagesablauf erhalten. Ihre erste Reaktion wird möglicherweise sein: «Ich habe keine Zeit, mich zu entspannen. Es gibt zu viele andere Dinge, die erledigt werden müssen!» Genau dieser Zeitdruck verstärkt Ihre Angstgefühle aber nur noch zusätzlich. Ihren Tagesablauf etwas anzupassen und sich Zeit zu nehmen, um zu entspannen, wird nicht nur Ihre körperliche Anspannung etwas lösen, Sie werden dabei auch etwas Wichtiges lernen: Die meisten Dinge, die Ihrer Meinung nach erledigt werden müssen, können auch warten.

Kommen wir nun zum eigentlichen Ablauf. Übrigens, wenn Sie bereits andere Entspannungsübungen machen, die Ihnen etwas nützen, müssen Sie unsere Methode nicht unbedingt noch zusätzlich lernen. Sie sollten aber trotzdem den Abschnitt über Entspannung in diesem Buch lesen, damit Sie sicherstellen können, dass Sie alle Regeln dieser Kunst befolgen. Falls Sie bereits einmal eine Entspannungstechnik ausprobiert haben, diese aber nicht funktioniert hat, so würden wir Sie gerne einladen, dem neuen Versuch trotz allem eine Chance zu geben. Ein Scheitern von bisherigen Entspannungsversuchen kann verschiedene Gründe haben, derer Sie sich vielleicht nicht ganz bewusst waren. Wir gehen auf mögliche Stolpersteine ein und machen Empfehlungen, wie in diesen Situationen gehandelt werden soll.

Nun zur Progressiven Muskelrelaxation: In einem ersten Schritt werden Sie Ihre Muskeln anspannen und danach wieder entspannen. Das Anspannen hat zwei Ziele: Erstens hat die Übung den Effekt eines Pendels: Je kräftiger das Pendel in eine Richtung gezogen wird (Anspannung), desto weiter schwingt es beim Loslassen in die andere Richtung (Entspannung). Dadurch wird es einfacher, ein schnelles Gefühl der Entspannung zu entwickeln. Zweitens zeigt die Übung den Unterschied zwischen An- und Entspannung deutlich auf. Dadurch lernen Sie zwischen beidem zu unterscheiden. Spannung kann sich nach und nach aufbauen, ohne dass wir eine große Veränderung wahrnehmen. Wenn Sie lernen, die Anzeichen der Spannung wahrzunehmen, können Sie mit den Entspannungsübungen bereits etwas dagegen unternehmen und können so Ihre Anspannung regulieren.

Beim Anspannen Ihrer Muskeln sollten Sie aber keine Schmerzen haben. Im Gegenteil, wenn Sie während der Anspannungsphase irgendwo in Ihrem Körper Schmerzen empfinden, schließen Sie diese Muskelpartien von der Übung aus. Machen Sie bei diesen Partien nur den Entspannungsteil und lassen Sie den Anspannungsteil weg.

In dieser Übung wird von Ihnen verlangt, verschiedene Muskelpartien der Reihe nach anzuspannen und zu entspannen. Wir beginnen mit den Armen, gehen weiter zu den Beinen, dem Bauch, der Brust, den Schultern, dem Nacken und dem Gesicht. Während des Anspannens sollten Sie sich nur auf eine dieser Partien konzentrieren und den Rest des Körpers entspannen. Natürlich kann es Überschneidungen geben. Es ist z. B. schwierig, die Oberarme *anzuspannen* und dabei die Unterarme zu *entspannen*. Es gibt aber andere Köperteile, die sich ganz einfach und unabhängig voneinander an- und entspannen lassen. Zum Beispiel können Sie Ihr Gesicht und Ihre Beine entspannen, während Sie Ihre Arme anspannen.

Konzentrieren Sie sich während des An- und Entspannens auf Ihre Gefühle und Empfindungen. Sie können dies erreichen, indem Sie sich immer wieder sagen: «Achte auf dein Gefühl der Entspannung in deinem Arm, achte auf das Gefühl der Spannung, das sich nun vielleicht intensivieren lässt. Vielleicht spüre ich eine Wärme, wenn ich die Muskeln wieder entspanne. Vielleicht lässt sich diese Wärme intensivieren.» Zusätzlich werden Ihnen sehr wahrscheinlich andere, quälende Gedanken durch den Kopf gehen. Versuchen Sie, sich nicht aufzuregen und die Gedanken wie als «Nebengeräusch» kommen und gehen zu lassen. Versuchen Sie, sich voll und ganz auf die Entspannung zu konzentrieren, und verbalisieren Sie die Instruktionen. Achten Sie dabei darauf, diese ruhig und langsam für sich aufzusagen. Indem Sie Ihre Gedanken diesen Gefühlen zuwenden, verbannen Sie die quälenden Gedanken. Das heißt aber nicht, dass Sie die quälenden Gedanken ganz vertreiben müssen und gegen diese ankämpfen sollten. Sie zeigen damit nur, dass Ihnen die quälenden Gedanken momentan nicht wichtig sind und dass diese sich selbst nun auch einmal eine Pause gönnen dürfen. Dabei kann die Vorstellung helfen, die quälenden Gedanken in die Ferien zu schicken.

Wie bei allem, was neu gelernt werden muss, ist es auch bei dieser Übung hilfreich, ungestört zu sein. Gehen Sie an einen ruhigen Ort und reservieren Sie sich bewusst Zeit, um die Entspannungsübungen auszuführen. Erst später werden Sie aufgefordert, die Übung an einem Ort zu machen, wo es mehr Ablenkung gibt. Ziel ist es, dass Sie die Übung jederzeit und an jedem Ort durchführen können, sobald Sie fühlen, dass eine innere Anspannung aufkommt. Für den Anfang suchen Sie sich aber nun einen Platz, an dem Sie ungestört sind und nicht abgelenkt werden. Wenn Sie Kinder haben, machen Sie die Übung, während diese schlafen, in der Schule sind oder von jemand anderem betreut werden. Für diese Übung reicht ein gewöhnlicher Stuhl. Lösen Sie enge Kleidung – dazu gehören auch Schuhe und Gürtel – und verschränken Sie Ihre Arme und Beine nicht. Wenn Sie eine Brille oder Kontaktlinsen tragen, nehmen Sie diese ab, bevor Sie mit der Übung beginnen. Es ist nicht die Idee, dass Sie während der Übung einschlafen oder sozusagen «das Nirwana der Ruhe» erreichen. Es geht darum, die ganz alltägliche und unspektakuläre Entspannung zu trainieren.

Die folgende Übung sollten Sie während der nächsten sieben Tage jeden Tag zweimal machen. Am Anfang sind dies zweimal 30 Minuten (vielleicht am Vormittag und am Abend, am Nachmittag und am Abend oder am Vormittag und am Nachmittag). Das ist deshalb wichtig, um wirklich zu lernen, wie man entspannt. Erwarten Sie am Anfang noch keine großen Veränderungen. Die Veränderungen werden sich durch die längerfristige Übung einstellen. Mit der Zeit werden Sie die Auswirkungen spüren.

Achten Sie darauf, dass Sie die Übung nicht unmittelbar vor oder nach einer großen Mahlzeit machen. Ein Völlegefühl zu haben oder hungrig zu sein, kann die Konzentration stören. Magenknurren im Verlauf der Übung ist jedoch vollkommen normal und ein positives Zeichen einer Entspannungsreaktion. Achten Sie ebenfalls darauf, ob Sie vor der Übung noch auf die Toilette gehen müssen.

Zu guter Letzt: Schalten Sie Ihr Handy unbedingt ein, damit Sie garantiert während der Übung gestört werden. ☺

Lesen Sie die folgende Anleitung sorgfältig durch.

Vorgehensweise 30-Minuten-Entspannung

Nehmen Sie eine bequeme Position ein, schließen Sie die Augen, sitzen Sie für einige Sekunden ruhig da und atmen Sie langsam und tief ein und aus.

1. Hände und Arme: Spannen Sie Ihre Ober- und Unterarme an, indem Sie Ihre Hände zu Fäusten ballen und Sie Ihre Handgelenke nach oben beugen. Wenn Sie lange Fingernägel haben, drücken Sie Ihre Finger gegen die Handfläche, um Fäuste zu machen. Fühlen Sie die Spannung in Ihren Unterarmen, Handgelenken, Fingern, Fingergelenken und Händen. Konzentrieren Sie sich auf diese Spannung. Nehmen Sie das Ziehen und die Anspannung bewusst wahr. Halten Sie die Spannung für 10 Sekunden. Lösen Sie nun die Spannung und lassen Sie Ihre Unterarme und Handgelenke mit den Handflächen nach unten auf dem Stuhl oder dem Bett entspannen. Konzentrieren Sie sich auf das Gefühl der Entspannung in Ihren Armen und Händen. Lassen Sie Ihre Muskeln entspannen (20 Sekunden) und atmen Sie dabei ruhig und langsam, tief aus Ihrem Bauch, ein und aus. Formulieren Sie in Ihren Gedanken jedes Mal, wenn Sie ausatmen, die Worte «Ich bin entspannt».
2. Stirn und Augen, Kiefer und Lippen: Spannen Sie Ihre Augen, Ihren Mund, Kiefer und Hals an, indem Sie die Zähne zusammenbeißen, Ihre Mundwinkel nach oben ziehen und zu einem gezwungenen Lächeln formen (10 Sekunden). Machen Sie zusätzlich auf Ihrer Stirn sowohl Quer- wie auch Längsfalten. Spüren Sie die Anspannung und konzentrieren Sie sich auf dieses Gefühl. Lösen Sie nun die Spannung, öffnen Sie Ihren Mund und entspannen Sie die Hals- und Kiefermuskeln. Spüren Sie, wie die Stirn eine glatte Fläche wird. Konzentrieren Sie sich auf die beiden unterschiedlichen Gefühle in diesem Bereich Ihres Körpers (20 Sekunden). Atmen Sie ruhig und langsam und formulieren Sie in Ihren Gedanken jedes Mal, wenn Sie ausatmen, die Worte «Ich bin entspannt».
3. Hals, Nacken und Schultern: Spannen Sie nun Ihren Nackenbereich an. Spüren Sie die Anspannung in Ihrem Nacken, die sich bis zu Ihrem Kopf hinauf ausbreitet. Stellen Sie sich vor, Ihre Schultern werden an Fäden zu Ihren Ohren hoch gezogen. Spüren Sie die Spannung rund

um Ihre Schultern, spüren Sie sie in Ihrem Rücken und bis hinauf zu Ihrem Nacken und der Rückseite Ihres Kopfes. Konzentrieren Sie sich auf diese Spannung (10 Sekunden). Lösen Sie nun die Spannung und finden Sie (falls Sie sitzen) eine Position, in der ihr Kopf gut auf dem Hals ausbalanciert ist. Dabei kann die Vorstellung helfen, dass der Kopf an einem Faden an der Decke befestigt ist. Konzentrieren Sie sich auf das Gefühl der Entspannung (20 Sekunden) und fühlen Sie den Unterschied zwischen dem angespannten und dem entspannten Zustand. Atmen Sie ruhig und langsam und formulieren Sie in Ihren Gedanken jedes Mal, wenn Sie ausatmen, die Worte «Ich bin entspannt».

4. Brust und Bauch: Spannen Sie den Brustbereich an, indem Sie tief einatmen und die Luft anhalten. Spannen Sie nun zusätzlich Ihren Bauch an, indem Sie ihn ganz fest in Richtung Wirbelsäule einziehen. Spüren Sie die Spannung in Ihrem Bauch und in Ihrem Rücken. Fühlen Sie die Enge und konzentrieren Sie sich nur auf diesen Teil Ihres Körpers (10 Sekunden). Entspannen Sie Ihren Bauch nun wieder. Entspannen Sie ihn mehr und mehr. Fühlen Sie die Wärme, die sich nun möglicherweise in Ihrem Bauch ausdehnt. Fühlen Sie die wohltuende Entspannung (20 Sekunden). Versuchen Sie, das Gefühl der Entspannung mit dem Satz «Ich bin entspannt» zu intensivieren.
5. Unterer Rücken, Gesäß, Beine und Füße: Spannen Sie nun das Gesäß sowie die Ober- und Unterschenkel und zuletzt auch die Füße an. Halten Sie die Luft an (10 Sekunden). Atmen Sie langsam wieder aus, atmen Sie normal weiter und lassen die Luft hinein und hinaus strömen. Spüren Sie den Wechsel zwischen den Muskeln in angespanntem und entspanntem Zustand und formulieren Sie in Ihren Gedanken, immer wenn Sie ausatmen, den Satz «Ich bin entspannt».
6. Ganzer Körper: Ihr ganzer Körper ist nun entspannt und Sie fühlen sich wohl. Während Sie sich immer entspannter fühlen, zählen Sie von eins bis fünf. *Eins*, die ganze Spannung fällt von Ihrem Körper ab. *Zwei*, Sie fallen mehr und mehr in einen Entspannungszustand. *Drei*, Sie fühlen sich mehr und mehr entspannt. *Vier*, Sie sind sehr entspannt. *Fünf*, Sie sind vollkommen entspannt. Denken Sie über Ihre Atmung nach, während Sie sich einige Minuten in diesem entspannten Zustand befinden. Spüren Sie die kalte Luft, wenn Sie einatmen, und die warme Luft, wenn Sie ausatmen. Sie atmen langsam und regelmä-

ßig. Formulieren Sie in Ihren Gedanken jedes Mal, wenn Sie ausatmen, die Worte «Ich bin entspannt».

7. Abschluss: Zählen Sie nun von fünf zurück und kommen Sie wieder ganz hier hin, an den Ort, wo Sie sich nun gerade befinden. *Fünf*, Sie fühlen sich wacher. *Vier*, Sie erwachen aus der Entspannung. *Drei*, Sie werden wachsamer. *Zwei*, öffnen Sie Ihre Augen. *Eins*, Sie sind wieder voll da.

Wenn Sie diese Übung beherrschen, ist es sehr wahrscheinlich, dass Sie dadurch Ihren Puls und Ihren Blutdruck senken können. Stehen Sie deshalb nach der Übung nicht zu schnell auf. – Und nun heißt es üben, üben, üben.

Nachdem Sie die ganze Übung einmal ganz gemacht haben, beurteilen Sie Ihre Erfahrung. Gab es Körperteile, die Sie nur schwer entspannen konnten? Bei verspannten Körperteilen kann es hilfreich sein, diese mehrmals anzuspannen und wieder zu entspannen. Ist es Ihnen gelungen, sich zu konzentrieren? Die mentale Entspannung ist ebenso wichtig wie die körperliche Entspannung. Die körperliche Entspannung kann Ihnen helfen, von Ihren bedrückenden Gedanken loszukommen und Ihre Aufmerksamkeit auf die Entspannungsübung und somit auf Ihre körperlichen Wahrnehmungen zu lenken. Es ist nicht schlimm, wenn die bedrückenden Gedanken in Ihrem Hinterkopf bleiben – Sie lehren sich selbst, dass diese Gedanken nicht Ihre allzeit bereite Aufmerksamkeit benötigen.

Hatten Sie während der Übung Angstgefühle? Es gibt verschiedene Gründe dafür, dass Sie am Anfang während einer Entspannungsübung Angst empfinden können. Bei extremer Entspannung können ungewöhnliche Gefühle wie Schwebe- oder Fallgefühle auftreten. Diese Gefühle können Angst auslösen, obwohl sie normal und harmlos sind. Loszulassen kann anfangs manchmal beunruhigend sein. Es kann eine Weile dauern, bis Sie sich daran gewöhnen – vor allem, wenn Sie normalerweise eher nervös, wachsam und für alles bereit sind. Loszulassen fühlt sich zuerst vielleicht ungewohnt und ein bisschen bedrohlich an. Mit der Zeit werden Sie aber sehen, dass Ihnen nichts Schlimmes geschehen wird, wenn Sie sich entspannen. Ein weiterer Grund für Angstgefühle kann sein, dass Sie während der Übung das Gefühl haben, Sie sollten jetzt eigentlich andere Dinge erledigen, als sich zu entspannen. Solche Sorgen wären sehr verständlich, da sie Teil der generalisierten Angststörung sind. In diesem Fall bietet Ihnen die geleitete Entspannung die Gelegenheit, diese Gedanken fallenzulassen und Ihre Aufmerksamkeit wieder auf das An- und Entspannen Ihrer Muskeln zu lenken. Wenn die Übung selbst der Grund für Ihre Angstgefühle ist, machen Sie bitte trotzdem weiter. Dadurch, dass Sie die Übung häufig wiederholen, werden die bedrückenden Gefühle verschwinden und das Entspannungsgefühl wird einsetzen. Von zu viel Entspannung ist noch niemand gestorben. Lebenserhaltende Funktionen wie Blutkreislauf, Atmung oder die Erhaltung eines stützenden Muskeltonus bleiben auch bei Entspannung erhalten.

Mögliche Schwierigkeiten

Am Anfang mag die Entspannungsübung vielleicht etwas schwierig erscheinen. Wie bereits erwähnt, können auch während und mit der Entspannung Probleme entstehen. Diese und andere Schwierigkeiten werden hier nochmals aufgezeigt:

1. *Frustration und Hektik.* Frustration kann aufkommen, wenn man die Wirkung der Entspannung nicht sofort spürt oder wenn man eine Übungseinheit noch zwischen anderen Aufgaben «reinquetschen» möchte. Um mit diesem Frustrationsgefühl besser umgehen zu können, beachten Sie, dass man nur selten sofort eine Veränderung des Anspannungsniveaus spürt. Mit der Übung setzt die Entspannung langsam ein. Wenn Sie versuchen, irgendwann während Ihres Arbeitstages noch schnell eine Übungseinheit unterzubringen, wird sich die Anspannung nur verstärken und die Übung wird Sie wahrscheinlich nicht entspannen. Planen Sie bewusst Zeit für die Übung ein und nehmen Sie sich genügend Zeit. Denken Sie daran: Dinge, von denen Sie denken, dass sie unbedingt erledigt werden müssen, dürfen auch einmal warten.
2. *Konzentration.* Sich während 30 Minuten auf diese Übung zu konzentrieren, kann schwer sein. Trotzdem ist es wichtig, andere Gedanken, Bilder oder Sorgen auszublenden. Sagen Sie sich einfach selbst, dass Sie sich auf Ihre Gefühle konzentrieren sollen, so als ob Sie Ihre körperlichen Erfahrungen laufend kommentieren würden.

3. *Zunehmende Angstgefühle.* Wie bereits erwähnt, ist es möglich, dass Sie während der Übung Angst empfinden. Das kann sein, weil Sie sich «steuerlos» fühlen oder weil Sie Ihren Schutzschild fallenlassen. Manchmal hat es aber auch damit zu tun, dass Sie neue oder unangenehme Gefühle empfinden (das Gefühl zu schweben). Diese Gefühle mögen Ihnen seltsam erscheinen, sind aber vollkommen normal. Beachten Sie, dass es okay ist, Ihren Schutzschild fallenzulassen. Es werden Ihnen keine negativen Ereignisse allein aus dem Grund widerfahren, dass Sie entspannt sind.
4. *Einschlafen.* Es gibt Menschen, die während der Entspannungsübung einschlafen. Wenn Sie lernen möchten, sich zu entspannen, ist das aber nicht hilfreich und sollte wenn möglich verhindert werden. Machen Sie die Übung also nicht, wenn Sie müde sind.

CDs. Verschiedene Versionen der progressiven Muskelrelaxation sind in Buchhandlungen oder im Internet erhältlich. Wir empfehlen Ihnen jedoch, die Instruktionen selbst vorzunehmen, da die Entspannungsübung auf diese Weise einfach und jederzeit einsetzbar ist.

Verkürzung der Entspannung

Falls Sie mit der 30-Minuten-Übung begonnen haben, können Sie nun die Muskelgruppen systematisch zusammenfassen, alle beteiligten Muskeln gleichzeitig anspannen und so die Übung verkürzen.

Die *vier* Muskelgruppen, welche wir für die kürzere Version empfehlen, berücksichtigen Bauch, Brust, Schultern und Stirn. Natürlich können Sie andere Muskeln hinzufügen oder die vier durch solche ersetzen, in denen Sie persönlich eine große Spannung wahrnehmen. Spannen Sie nach wie vor jede Muskelgruppe zuerst für sich an und entspannen Sie sie anschließend wieder. Eine zusätzliche Möglichkeit bietet sich, in der Entspannungsphase während des Ausatmens die Worte «Ich bin entspannt» auszusprechen. Vertiefen Sie den Zustand der Entspannung durch das Zählen von eins bis fünf. Konzentrieren Sie sich dabei mehrere Minuten auf Ihre Atmung und zählen Sie von fünf bis eins rückwärts. Sie können zwischen der verkürzten Entspannung und der 30-Minuten-Entspannung abwechseln. Auf diese Weise erreichen Sie zwei Ziele. Erstens kommen Sie der Ein-Schritt-Methode der Entspannung immer näher, welche Sie einsetzen können, sobald Sie Spannung oder Angst wahrnehmen. Und zweitens werden Sie Entspannung als regelmäßigen Bestandteil in Ihren Tagesablauf einführen können.

Vorgehensweise Vier Muskelgruppen

1) Wählen Sie einen ruhigen Ort und einen angenehmen Sitz oder Ihr Bett.
2) Lockern Sie enge Kleidungsstücke wie Gürtel und legen Sie die Brille oder Ihre Kontaktlinsen ab.
3) Fokussieren Sie sich auf die Hauptmuskelgruppen, bevor Sie diese an- und entspannen. Versuchen Sie, die Muskeln einer Gruppe *gleichzeitig* zu entspannen und *nicht* einen Muskel nach dem andern. Spannen Sie alle Muskeln einer Muskelgruppe gleichzeitig für ca. 10 Sekunden an, bevor Sie sie wieder entspannen. Versuchen Sie, das Gefühl der Entspannung mindestens 40 Sekunden zu intensivieren, bevor Sie mit der nächsten Muskelgruppe fortfahren.
4) Wenn Sie mit der Langversion der Entspannung gute Erfahrungen gemacht haben, so können Sie nun die folgenden vier Muskelgruppen entspannen:
   a. Hände, Arme
   b. Stirn
   c. Schultern, Nacken
   d. Bauch, Brust, Gesäß
5) Wiederholen Sie dies jeden Tag.
6) Dokumentieren Sie regelmäßig Ihre Entspannungserfahrungen.
7) Falls sich in der Kurzversion keine Entspannung einstellt, verwenden Sie die Langversion.

Ein-Schritt-Entspannung

Wenn Sie mit der Kurzversion gute Ergebnisse erzielen konnten (während fünf Minuten ein moderates Niveau an Entspannung und Konzentration und regelmäßige Atmung), können Sie einen Schritt weiter gehen und die Ein-Schritt-Entspannung lernen.

Das Ein-Schritt-Verfahren basiert auf den bisher erlernten Übungen. In diesen haben Sie jedes Mal die Worte «Ich bin entspannt» mit dem Gefühl der Entspannung gekoppelt. Jetzt verwenden wir die Worte «Ich bin entspannt», um das Gefühl der Entspannung *hervorzurufen*. Beim Ein-Schritt-Verfahren atmen Sie ein paar Mal langsam ein, und wenn Sie ausatmen, sagen Sie sich die Worte «Ich bin entspannt», während sich Ihr Körper tatsächlich entspannt. Nehmen Sie keine ungewöhnlich tiefen Atemzüge, atmen Sie stattdessen langsam und gleichmäßig. Lassen Sie beim Ausatmen die ganze Anspannung Ihres Körpers fallen und entspannen Sie sich in einer angenehmen Körperhaltung. Üben Sie, indem Sie vier oder fünf Atemzüge nehmen und bei jedem Ausatmen die Worte «Ich bin entspannt» wiederholen. Achten Sie darauf, dass Sie die Worte «Ich bin entspannt» in einer entspannten Art und Weise sagen. Konzentrieren Sie sich dabei auf das Gefühl der Entspannung in Ihrem Körper.

Vorgehensweise der Ein-Schritt-Entspannung

1. Sobald Sie eine Anspannung bemerken, konzentrieren Sie sich auf Ihren Körper und nehmen Sie vier bis fünf langsame und gleichmäßige Atemzüge.
2. Formulieren Sie bei jedem Ausatmen die Worte «Ich bin entspannt».
3. Lösen Sie die Anspannung Ihres Körpers bei jedem Ausatmen.
4. Konzentrieren Sie sich auf das Gefühl der Entspannung.
5. Atmen Sie langsam und gleichmäßig.
6. Üben Sie dieses Ein-Schritt-Verfahren in einer Vielzahl von Situationen – zu Hause, am Arbeitsplatz, im Verkehr oder beim Anstehen in einer Warteschlange.
7. Wenden Sie diese Technik mehrere Male während des Tages in so vielen verschiedenen Situationen wie möglich an.

Vielleicht sind Sie erstaunt, wie schnell und automatisch sich die Entspannung einstellt. Üben Sie das Ein-Schritt-Verfahren mehrmals am Tag an verschiedenen Orten und in verschiedenen Situationen. Nicht nur an ruhigen, friedlichen Plätzen. Es ist zentral, dass Sie das Verfahren in *verschiedenen* Situationen praktizieren, auch in solchen, welche nicht unbedingt förderlich für Ihre Entspannung sind. Dies testet Ihre Fähigkeit, sich auch in der Gegenwart von Geräuschen und anderen Menschen auf die Entspannung zu konzentrieren. Nehmen Sie sich das Recht heraus, sich für einen kleinen Moment auf Ihre Entspannung zu konzentrieren. Üben Sie deshalb das Ein-Schritt-Verfahren zu Hause, beim Warten vor der Ampel, an Ihrem Schreibtisch oder im Kino. Üben Sie, so viel Sie können. Sie benötigen eine Woche konstanter Übung in so vielen Situationen wie möglich. Gelangen Sie zur Gewissheit, dass Sie jederzeit auf Ihre Entspannung zurückgreifen können.

Zwerchfellatmung

Die Zwerchfellatmung ist eine weitere kurze Entspannungsübung, welche Ihnen helfen kann, sich in verschiedenen Situationen im Alltag zu entspannen. Diese Übung kann zwischen vier und zehn Minuten variiert werden.

Vorgehen der Zwerchfellatmung

1) Legen Sie die Hände auf den Bauch und auf die Brust.
2) Zwerchfellatmung: Gestalten Sie die Atmung so, dass sich der Bauch bewegt, jedoch nicht die Brust. Versuchen Sie, bei jedem Ausatmen das Gefühl der Entspannung zu intensivieren.
3) Versuchen Sie, sich ausschließlich auf die Atmung zu konzentrieren und alle Gedanken wie vorbeiziehende Wolken gehen zu lassen.
4) Versuchen Sie, den Atem zu verlangsamen (indem Sie etwa zwölf Atemzüge pro Minute machen).

Momente der Entspannung im Verlauf eines Tages

(Entspannungsprotokoll, Seite 80)

Entspannungsprotokoll

Datum	Zeit: Anfang	Zeit: Ende	Welches Verfahren?*	Vorangehende Angst (0 bis 10)	Anschließende Angst (0 bis 10)	Kommentare

* 30-Minuten-Entspannung, 4 Muskelgruppen, 1-Schritt-Entspannung, Zwerchfellatmung

Themenblock 6:
Angstgedanken kontrollieren I: Überschätzte Risiken hinterfragen

Ziele:

- Systematische Tagebücher und Therapieveränderungen dokumentieren
- Lernen, das ängstliche Denkmuster zu verändern
- Selbstverbalisations-Training üben
- Überschätzte Risiken hinterfragen

Machen Sie sich das Erreichte bewusst

- Können Sie kleine und feine Veränderungen feststellen, die sich im Verlauf der Therapie ergeben?
- Haben die Entspannungsübungen Sie beeinflusst?
- Hat sich die Anzahl von Angstepisoden verändert, oder hat sich Ihre maximale Angst gesenkt?
- War es Ihnen möglich, zweimal täglich Entspannung zu üben? Wenn nicht, versuchen Sie, die Gründe dafür zu finden.

Folgende Gründe, nicht zu üben, sind am häufigsten:

1) man ist zu beschäftigt oder ist will nicht mit mehr Aufgaben konfrontiert sein als nötig;
2) man glaubt nicht , dass die Entspannungsübung die Angst reduzieren kann; und
3) man fühlt sich frustriert, weil die Entspannungsübung nicht sofort zu einer vollkommenen Ruhe führt.

Wenn Sie die Entspannung nicht geübt haben, weil Sie zu beschäftigt waren, dann denken Sie daran, dass Zeitdruck und der Versuch, alles auf einmal zu erledigen, wahrscheinlich dazu beitragen, die Angst aufrechtzuerhalten.

Das Ausmaß, in welchem Druck notwendig ist (muss wirklich alles sofort erledigt sein?) behandeln wir in diesem und im nächsten Kapitel.

Jedenfalls ist es ein gutes Zeichen, dass Sie wahrnehmen, nicht genügend Zeit zu haben. Dies zeigt auch, dass es für Sie grundsätzlich wichtig ist, sich die Zeit für die Entspannung zu nehmen.

Haben Sie die Entspannungsübungen nicht gemacht, weil sie an der Verringerung der Ängste zweifeln? Dies ist sehr verständlich. Erinnern Sie sich jedoch daran, nicht jede neue Übung sofort zu beurteilen, bevor Sie sie nicht ernsthaft versucht haben. Wir haben uns für diese Übung entschieden, weil viele Menschen sie im Nachhinein als äußerst hilfreich empfanden.

Haben Sie die Entspannungsübungen frühzeitig beendet, weil sich Ihre Angst nicht sofort gesenkt hat? Ihre Ungeduld ist vollkommen verständlich. Erinnern Sie sich jedoch daran, dass Entspannung eine Fertigkeit ist, die Praxis und Übung erfordert. Erwarten Sie nicht, dass die Entspannung sofort eintritt. Üben Sie weiter, die Entspannungsübungen haben bei regelmäßiger Anwendung einen längerfristigen Effekt.

Automatische Angstgedanken verändern

Das folgende Beispiel zeigt, wie Überzeugungen und Gedanken unser Verhalten und unsere emotionalen Zustände beeinflussen können. Stellen Sie sich vor, mit Freunden durch einen dichten Wald zu wandern. Ihre Wanderung beginnt sehr erfreulich, so dass Sie sich auf die herrliche Tier- und Pflanzenwelt und das Gezwitscher der Vögel in den Bäumen konzentrieren und diese genießen können. Während Sie die Landschaft um sich herum erkunden, fühlen Sie sich entspannt und wohl. Wie aus dem Nichts sagt ein Freund plötzlich, er denke, es könnte hier giftige Vipern im Laub geben. Auch wenn Sie vielleicht nicht daran glauben, verändert sich Ihr Fokus und Sie suchen nach möglichen Hinweisen, welche für oder gegen eine gefährliche Schlange im Gras sprechen. Raschelnde Geräusche, die Sie zuvor ignorierten, bekommen nun eine ganz andere Bedeutung und geraten in den Mittelpunkt Ihrer Aufmerksamkeit. Ihr Verhalten, Ihre Gedanken und Gefühle sind nun vollkommen auf die gefährliche Schlange fokussiert und verselbstständigen sich. Vielleicht beginnen Sie nun, sich vorsichtiger zu bewegen, und möglicherweise rasen Bilder einer Schlange, die Sie ohne Vorwarnung beißt, durch Ihren Kopf. Sie denken über mögliche Wege nach, wie Sie aus dem Wald gelangen und sich in Sicherheit begeben können. Ihre Herz-und Atemfrequenz steigt, weil Ihr Körper in einen Kampf- oder Fluchtzustand versetzt wird und darauf vorbereitet ist, dass die Schlange Sie töten will.

Dieses Beispiel zeigt, wie wahrgenommene Gefahr (Gedanken an die Giftschlange) einen dramatischen Effekt haben kann. Solche Gedanken können normalerweise dazu führen, dass wir sehr angespannt sind und wir uns auf Gefahrensignale konzentrieren (wie raschelnde Geräusche). Jedes Rascheln bestätigt unsere Befürchtung, dass wir in Gefahr sind. Aufgrund dieser ausweglosen Situation haben wir nur noch einen Gedanken: «Raus hier!» Diese Reaktionen können unabhängig davon auftreten, ob nun tatsächlich eine Schlange im Gras ist oder nicht – solange wir nur an die Möglichkeit glauben, eine Schlange befinde sich in der Nähe.

Angst und körperliche Anspannung können sich sehr schnell einstellen, wenn negative Ereignisse als wahrscheinlich betrachtet werden. Wenn Sie z. B. besorgt sind, dass Ihr Mann oder Ihre Frau bei einem Autounfall auf dem Heimweg von der Arbeit verletzt oder getötet werden könnte, dann fühlen Sie sich angespannt und sind auf der Hut. Sie hören dann Nachrichten über den Straßenzustand und Autounfälle und sind fast darauf gefasst, dass im nächsten Moment das Telefon klingelt und die Polizei Ihnen die tragische Nachricht übermittelt. Sie werden möglicherweise versuchen, Ihren Mann oder Ihre Frau zu erreichen, und Ihre Aktivitäten unterbrechen, bis Sie sicher sind, dass sich Ihre Nächsten in Sicherheit befinden.

Die entscheidende Frage ist, ob Ihre Einschätzung der Gefahr und Bedrohung auch wirklich realistisch ist. Die subjektive Wahrnehmung von Gefahr beruht auf der Einschätzung von Wahrscheinlichkeiten. Sollten Sie feststellen, dass Ihre Sorgen nicht vollständig auf plausiblen Fakten beruhen, so können Sie die Sorgen neu bewerten und reduzieren. Auf diese Weise wird die damit verbundene Angst verringert. Das Hinterfragen der vermeintlichen Beweise führt in vielen Fällen zu der Erkenntnis, dass Ihre Sorgen zu weiten Teilen unbegründet sind. So können wir uns beispielsweise fragen, inwieweit das Rascheln des Laubes stets durch Giftschlangen verursacht wird.

Warum aber sorgen Sie sich um Dinge, für die es wenig oder keine Beweise gibt? Ein Grund dafür könnte die Tendenz sein, die Welt als gefährlich anzusehen. Das heißt, dass Sie die Gewohnheit entwickelt haben, oft an diejenigen Dinge zu denken, die schiefgehen könnten. Ein weiterer Grund könnte sein: Je angespannter Sie sind, desto eher tauchen beunruhigende Gedanken über negative Ereignisse auf. Diese Gedanken erzeugen wiederum körperliche Anspannung und so weiter. Anspannung, Sorgen und negative Gedanken sind in einander verschachtelt und verstärken sich gegenseitig, was wir als positive Rückkopplungsschleifen beschrieben haben. Ein weiterer Grund kann der Glaube daran sein, dass ein beunruhigender Gedanke oder eine negative Sicht immer auch ernsthafte Gefahr bedeutet – die Überzeugung also, dass die schlimmen Gedanken der erste Schritt zum Übel sind. All diese Gründe können dazu führen, dass wir uns über Ereignisse Sorgen machen, obwohl es wenig direkte Beweise für ihre Gefährlichkeit gibt.

Denken Sie daran: Die Angst kann als Problemlöseversuch zur Minimierung der gefühlten Gefahr oder des Risikos verstanden werden. Doch anstatt konstruktiv das Problem zu lösen, hält der Sorgenprozess die gefühlte Gefahr längerfristig aufrecht.

Lassen Sie uns zur Veranschaulichung auf alternative Strategien zurückkommen, und zwar am folgenden Beispiel: Ihr Partner oder Ihre Partnerin könnte auf dem Heimweg verletzt werden oder sterben. Zunächst prüfen Sie die Möglichkeit, ob Ihre Partnerin/Ihr Partner zu diesem Zeitpunkt an einem Autounfall beteiligt sein könnte. Berücksichtigen Sie die Annahme, dass sie (oder er) gut Auto fährt, sowie die Zahl der Unfälle im Verhältnis zu der Gesamtzahl an Autofahrern an einem bestimmten Tag. Die reale Wahrscheinlichkeit, dass Ihre Partnerin oder Ihr Partner in einen Unfall verwickelt ist, liegt nicht bei null, ist jedoch äußerst gering. Ihre Sorge steht so gesehen in keinem Verhältnis zu den realen Gegebenheiten. Um Lösungen zum schrecklichsten Szenario zu entwickeln, stellen Sie sich das Schlimmste vor, was passieren könnte, und überlegen Sie, wie Sie damit umgehen würden. Obwohl es einfacher ist, mit weniger bedeutenden Ereignissen (etwa einem Fehler bei der Arbeit) als mit schwerwiegenden (wie dem Verlust eines Partners) zu arbeiten, bleiben die Prinzipien dennoch dieselben. Selbst unter den schlimmsten Umständen gibt es etwas, das getan werden kann. Es kann ferner hilfreich sein, wenn Sie sich die objektiven Gefahren in einer Skala von 1–100 vor Augen führen (z. B. die Wahrscheinlichkeit, auf dem Arbeitsweg in einen Autounfall verwickelt zu sein: < 1).

Allgemeine Grundsätze, um Sorgenketten zu durchbrechen

Es gibt einige grundlegende Prinzipien, wie Sorgenketten durchbrochen werden können.

1. Ihre negativen Gedanken herauszufordern, ist nicht mit «positiv denken» gleichzusetzen. Sie werden nicht alle Ihre negativen Gedanken mit hilfreichen Gedanken ersetzen können. Positives Denken im Sinne von «nicht genau hinschauen, das wird schon irgendwie gehen» kann ebenso ungenau sein wie negatives Denken. Stattdessen sollen hilfreiche Gedanken gefördert werden, indem Sie alle Beweise untersuchen, die zur Verfügung stehen, und sich bemühen, Ihr Denken und Ihre Interpretationen mithilfe einer realistischen Perspektive im Gleichgewicht zu halten. Hilfreiche Gedanken bringen negative Gedanken auf einen realistischen Boden, ohne die negativen Gedanken zu negieren. Bildhaft gesprochen: Sie wollen dem vermeintlichen Drachen ins Maul schauen. Manchmal geschehen negative Ereignisse einfach, und blindes positives Denken (Schönreden) kann eine hinderliche Strategie darstellen. Allerdings können negative Ereignisse seltener eintreten, als Sie vielleicht gerade im Moment denken, und mit weniger negativen Folgen verbunden sein, als Sie vielleicht befürchten.
2. Sorgenvolle Gedanken neigen dazu, zur Gewohnheit zu werden. Sie tauchen automatisch auf und verselbstständigen sich. So berichtete eine Frau, die im Psychotherapeutischen Zentrum behandelt wurde, dass sie immer dafür gesorgt habe, ihr Haus sauber und ordentlich zu halten, für den Fall, dass Freunde oder Nachbarn unerwartet vorbeikommen würden. Erst als sie sich selbst hinterfragte, warum es wichtig ist, ein «perfektes» Haus zu haben, merkte sie, dass sie automatisch davon ausgegangen ist, dass Leute sie ablehnen, wenn ihr Haus nicht «perfekt» aufgeräumt ist. Beobachten Sie Ihre eigenen Verhaltensweisen, es wird Ihnen helfen, Ihre zugrundeliegenden, automatischen, negativen Gedanken und Annahmen zu entdecken.
3. Obwohl negative Überzeugungen und Annahmen zur Gewohnheit werden können, sind sie nicht unveränderbar. Durch korrektive Erfahrungen und neu erarbeitete Einsichten können wir unsere Ansichten und Überzeugungen über die Welt und uns selbst ändern;

so können wir etwa unsere politischen Überzeugungen überdenken oder unsere Sprache anpassen. Natürlich braucht diese Art der längerfristigen Veränderung oftmals Anstrengung, Geduld und Einübungszeit. Dabei in alte Gedankenmuster zurückzufallen, ist üblich und gehört zum Weg der Veränderung. Automatische negative Gedanken werden oftmals sehr situationsspezifisch ausgelöst (z. B. Ehemann befindet sich mit dem Auto auf dem Arbeitsweg). Nicht alle negativen Gedanken können auf einen Schlag verändert werden. Geben Sie sich die Zeit, die einzelnen Situationen und Bereiche genau anzuschauen und Schritt für Schritt zu bearbeiten. Sieben auf einen Streich ist nicht der Normalfall.

4. Oftmals helfen Gedanken daran, was Sie einer guten Freundin/einem guten Freund raten würden, wenn sie oder er sich in einer vergleichbaren Situation befände. Hilfreich kann auch sein, sich vorzustellen, was einem ein lieber und guter Mensch in einer bestimmten Situation raten oder sagen würde. Oftmals ist es einfacher, Lösungen bei den anderen zu finden. Warum diese nicht genauso bei sich selbst anwenden, auch wenn es sich vielleicht zu Beginn komisch oder fremd anfühlt?

Ängstliches Denken ändern

Im folgenden Beispiel beschreibt Max seine Sorgen um seine Freundin Franziska:

«Weil Franziska mich gestern Abend nicht angerufen hat, denke ich, dass sie mich nicht mehr voll und ganz liebt oder dass ich nicht genug bin für sie. Ich befürchte, dass dies nun das Ende unserer Beziehung ist und ich Franziska nie wieder sehen werde. Ich müsste all meinen Freunden erklären, was geschehen ist. Meine Freunde würden mich trösten, und das würde mich noch viel trauriger machen, weil sie von mir denken würden, dass ich nie eine stabile Beziehung haben könne. Was aber noch schlimmer ist, ist: Ich denke, dass meine Freunde recht haben. Ich werde nie jemanden treffen, der es mit mir aushält. Das Schlimme ist, wenn ich Franziska auf meine Befürchtungen ansprechen würde, so würde dies sie nerven. Beste Voraussetzungen also, dass Franziska mich wirklich verlässt! Ich bin schachmatt gesetzt, meine Zweifel und Befürchtungen, dass ich nicht beziehungsfähig bin, führen längerfristig dazu, dass alles zu Ende geht. Es ist schlimm, dass ich diese Befürchtungen in mir trage. Diese Befürchtungen bringen mich ins Verderben.»

Max macht sich nicht nur Sorgen, dass seine Freundin ihn nicht mag, sondern auch, dass es niemand längerfristig mit ihm aushalten kann. Außerdem macht er sich Sorgen, dass seine Freunde und er selbst diese Befürchtungen bestätigen, und gerade diese Gedanken verstärken wiederum seine Befürchtungen. Beachten Sie, dass Max das Schlimmste annimmt, ohne mögliche Alternativen abzuwägen, warum seine Freundin ihn nicht angerufen hat. Vielleicht war sie müde oder wütend auf ihn oder mit Freunden unterwegs. Keiner dieser Gründe lässt sich mit dem Ende der Beziehung gleichsetzen. Beachten Sie auch, wie Max sein Sorgen erweitert hat, indem er sich sorgte, nicht beziehungsfähig zu sein. Das klingt etwas voreilig. Ebenso, dass sein Freunde ihn schlecht beurteilen würden, falls die Beziehung zu Franziska beendet werden würde. Weiter lässt sich hinterfragen, inwieweit sich die Beziehungsängste tatsächlich negativ auf das Beziehungsverhalten auswirken und nicht einfach normal oder teilweise sogar hilfreich sein können. Vielleicht verstärken die Befürchtungen von Max seine Bemühungen, ein guter Partner zu sein und auf die Bedürfnisse von Franziska einzugehen. Alternativer Gedanke: Sind Menschen, die überzeugt sind, immer und zu jeder Zeit 100 % umschwärmt zu sein, wirklich beziehungsfähig? Auch wenn in den rasant gezogenen Schlüssen immer auch ein Kern Wahrheit stecken kann, so erscheinen sie auf den zweiten Blick ziemlich voreilig und einseitig.

Risikoeinschätzung

Fehleinschätzungen treten häufig dann auf, wenn sich jemand in einem Zustand hoher Angst befindet. Erstens neigen wir dazu, die Wahrscheinlichkeit von negativen Ereignissen zu überschätzen und zweitens, die Folgen der negativen Ereignisse als katastrophal und unkontrollierbar zu betrachten. Kurz, wir gehen oftmals vom Schlimmsten aus. Diese Fehleinschätzungen erhöhen jedoch unsere Angst. Der erste Schritt bei der Korrektur Ihres Denkens ist, zu erkennen, dass Sie in angsterzeugenden Situationen wahrscheinlich dazu tendieren, erstens die Wahrscheinlichkeiten negativ zu bewerten und zweitens im Anschluss zu katastrophisieren und sich dadurch schachmatt zu setzen.

In diesem Abschnitt konzentrieren wir uns auf die ersten Fehleinschätzungen, da sie am Anfang der Sorgenketten stehen und diese auslösen: Gemeint sind das Überschätzen der Wahrscheinlichkeit von negativen Ereignissen und das voreilige Schlussfolgern. In Themenblock 6 konzentrieren wir uns auf das Katastrophisieren.

Ein gutes Beispiel für Risikoüberschätzung wurde in einer Studie in England vor einigen Jahren dargestellt (Butler & Mathews, 1983). Die Forscher untersuchten eine Gruppe von Studenten einen Monat und einen Tag vor einer großen Prüfung. Jedes Mal wurden die Studenten gebeten, die Wahrscheinlichkeit einzuschätzen, ob sie die Prüfung bestehen oder nicht. Viele schätzten die Wahrscheinlichkeit des Scheiterns einen Tag vor der Prüfung höher ein, obwohl sie einen Monat Zeit hatten, um sich vorzubereiten. Die Schülerinnen und Schüler überschätzten die Gefahr des Scheiterns, weil sie am Tag vor der Prüfung mehr Angst hatten.

Die Überschätzung eines Risikos bedeutet, in Bezug auf ein spezielles Ereignis voreilige Schlüsse zu ziehen und an sein Eintreffen zu glauben, obwohl die Wahrscheinlichkeit gering ist bzw. sich in einem vertretbaren Rahmen befindet. Am Beispiel von Max könnte man bezüglich seiner beruflichen Situation sagen, dass Max wahrscheinlich nicht gekündigt wird, obwohl er dies als sehr wahrscheinlich beurteilt hatte. Er ignorierte die Tatsache, dass er seriös und gewissenhaft arbeitet und dass andere Menschen ihn wahrscheinlich nicht so hoffnungslos negativ bewerten, wie er es von sich aus annimmt. Auch die Annahme, dass Max nie eine längerfristige Beziehung aufbauen könne oder dass seine Freunde ihn als beziehungsunfähig erlebten, ist eher unwahrscheinlich, auch wenn in der letzten Beziehung effektiv einige Dinge schiefgelaufen sind.

Betrachten Sie nun Ihre eigenen Angstepisoden: Stand eine dieser Angstepisoden im Zusammenhang mit der Überschätzung der Wahrscheinlichkeit von negativen Ereignissen? Haben Sie eine Wahrscheinlichkeit als absolut betrachtet und dadurch überschätzt? Haben Sie etwas als sehr wahrscheinlich eingestuft und anschließend bemerkt, dass das Befürchtete nicht vollumfänglich eingetroffen ist? Sorgen Sie sich über Dinge, die noch nie eingetroffen sind? Machen Sie sich Sorgen darüber, dass Ihre Kinder entführt werden könnten – und wie oft ist das geschehen? Sorgen Sie sich, Termine zu verpassen – und wie oft ist dies eingetroffen? Machen Sie sich Sorgen, dass sich Ihre Nachbarn über Sie ärgern, weil Ihre Wohnung unordentlich ist – und wie oft ist das geschehen? Teilen Sie die Bedenken, entlassen zu werden – und wie oft sind Sie schon entlassen worden? Befürchten Sie, dass Ihr Urlaub ein totales Desaster wird? Und wie oft ist dies wirklich geschehen?

Die selbstkritischen Zweifel an den Wahrscheinlichkeiten

In der Regel tendieren Menschen dazu, die Chancen eines negativen Ereignisses bei sich selbst als wahrscheinlicher einzuschätzen, als sie dies bei anderen tun würden. Sie sind kritischer zu sich selbst. Diese selbstkritischen Zweifel können die Sorgen zusätzlich verstärken. Im Folgenden ist ein typisches Zweifeln dargestellt: «Auch wenn es bei mir bisher noch nicht geschehen ist, so könnte es immer noch geschehen. Ich mache ja auch alles, dass meine Befürchtung nicht eintrifft.» Diese Art des Denkens ist einer der Gründe, weshalb wiederholte Beweise des Gegenteils nicht dazu führen, dass die Angst abnimmt. So sorgt sich Max seit sechs Monaten jeden Tag, dass ihm gekündigt wird, obwohl sich bisher niemand über seine Arbeit beschwert hat und er nur positive Feedbacks von seinem Chef erhalten hat. Warum haben diese entkräftenden Beweise nicht verhindert, dass er sich Sorgen über die Möglichkeit einer Entlassung macht? Wahrscheinlich, weil er sich sagt: «Es gibt immer ein erstes Mal, und heute könnte dieser Tag sein.»

Durch den Glauben, «es könnte immer noch geschehen» haben Sie alle Beweise verworfen und gehen davon aus, dass die Wahrscheinlichkeit des negativen Ereignisses hoch ist, ohne wirklich einen triftigen Grund dafür zu haben. Sie können sich selbst sagen, dass die Chance, beim Überqueren einer Straße von einem Auto überfahren zu werden, bei eins zu einer Million liegt. Doch genau heute könnte Ihnen dies geschehen, obwohl es keinen guten Grund dafür gibt. Eine Wahrscheinlichkeit ist nie gleich Null, eine geringe Restwahrscheinlichkeit bleibt immer bestehen. Die Frage ist deshalb nicht, inwieweit ein Ereignis eintreffen kann, sondern viel mehr, welche Wahrscheinlichkeit ein Ereignis haben darf, damit Sie damit leben können. Die meisten Menschen nehmen das Risiko auf sich, eine Straße auf dem Fußgängerstreifen bei grüner Ampel zu überqueren.

Eine weitere mögliche Falle: «Negative Ereignisse sind nur noch nicht eingetreten, weil ich es immer geschafft habe, sie zu verhindern», beispielsweise: «Ich bin immer sehr aufmerksam meinen Kindern gegenüber gewesen, ich habe immer darauf geachtet, die Dinge rechtzeitig fertig zu kriegen», «Ich bin immer zu früh zu meinen Terminen erschienen» oder «Der Grund, warum mich meine Nachbarn nicht ablehnen, ist, dass mein Haus immer sauber ist». Diese Beispiele beschreiben die falschen Schlussfolgerungen, nämlich dass Ihre Sorgen und Ihr ängstliches Verhalten tatsächlich negative Ereignisse verhindern. Würden sich Ihre Nachbarn im Gegenzug auch so selbstkritisch verhalten? Gibt es einen Grund, warum dies bei Ihnen anders ist – und wie realistisch ist dieser Grund?

Anstatt zu realisieren, dass das negative Ereignis wahrscheinlich nicht eintrifft, wird tendenziell davon ausgegangen, dass der einzige Grund, weshalb negative Ereignisse nicht eintreten, die sorgfältig gepflegten Sorgen und Ängste sind. Das zusätzliche Sicherheitsverhalten überzeugt Sie davon, dass negative Ereignisse sehr wahrscheinlich sind und verhindert werden müssen. Mit anderen Worten: Ihre sorgenbehafteten und sicherheitsüberprüfenden Verhaltensweisen verhindern, dass Sie lernen, Ihre Sorgen nicht auf die realistische Situation zu beziehen. Gestehen Sie sich ein klein wenig ein, dass Sie nicht wissen, wie groß die wirkliche Gefahr für Sie ist, weil Sie es sich nie erlaubt haben, das Befürchtete bewusst zu provozieren und eintreten zu lassen (denn Sie waren immer sehr sorgsam, besondere Vorsichtsmaßnahmen zu treffen, um sicherzustellen, dass die Gefahr nicht eintreffen wird). Sie können die tatsächlichen Risiken überprüfen, indem Sie Ihr übliches Sicherheitsverhalten nicht anwenden. Zum Beispiel könnten Sie testen, was passiert, wenn Sie Ihr Haus nicht sauber machen, bevor Sie einen Gast einladen. Oder Sie testen, was geschieht, wenn Sie genau pünktlich oder sogar etwas zu spät zu einer Verabredung erscheinen.

«Ich habe einen Grund, warum ich mich sorge. Denn solche schlimmen Dinge sind in Vergangenheit wirklich geschehen, und ich möchte nicht, dass so etwas noch einmal erleben muss. Indem ich mich sorge, bereite ich mich auf das Schlimmste vor und fühle mich bereit dafür.» Wenn ein negatives Ereignis geschieht (z. B., dass Ihnen gekündigt wird oder dass ein Familienmitglied an einem schlimmen Leiden erkrankt), kann es hilfreich sein, zu den Wahrscheinlichkeiten und Möglichkeiten der Bewältigung zurückzukehren. Die Tatsache, dass ein negatives Ereignis geschehen ist, bedeutet nicht unbedingt, dass die Chancen des Wiedereintritts erhöht sind. «Ich wurde von einem Blitz getroffen, und dies ist der Beweis für mein Schicksal, vom Blitz getroffen zu werden. Deshalb treffe ich alle Vorkehrungen, dass mein Schicksal nicht wieder eintrifft.» Das Gegenteil wäre jedoch ebenso falsch: «Mich hat der Blitz getroffen, deshalb ist es nun weniger wahrscheinlich, dass mich nochmals ein Blitz trifft. Ich gehe deshalb auch bei Gewitter bergsteigen». Konzentrieren Sie sich auf die Einschätzung eines vertretbaren Restrisikos und die Bewältigungsmöglichkeiten. Es ist wichtig, zu erkennen, dass negative Ereignisse jedem passieren können und dass Sorgen nicht unbedingt verhindern, dass Ihnen negative Erlebnisse erspart bleiben.

«Weil ich denke, dass meine Kinder entführt werden könnten, erhöht sich das Risiko, dass sie auch wirklich entführt werden». Dieses Phänomen nennt man «Gedanken-Tat-Verwechslung» oder die Tendenz, Gedanken mit der Realität zu vermischen. Jeden Tag haben wir viele Gedanken über verschiedene Möglichkeiten und Ereignisse. Das Auftreten dieser Gedanken bedeutet aber nicht, dass sie gefährlich sind oder dass sie Einfluss darauf haben, was tatsächlich passiert. Auch hier stellt sich am Ende die Frage, welches vertretbare Restrisiko Sie eingehen wollen.

Welches sind die tatsächlichen Wahrscheinlichkeiten?

Strategie 1: Restrisiko hinterfragen

Die erste Strategie für den Umgang mit Überschätzung ist, die Beweise für die Wahrscheinlichkeit infrage zu stellen. Der erste Schritt zu dieser Strategie ist, sich daran zu erinnern, dass Ihre Gedanken Vermutungen sind und nicht Tatsachen. Ihre Interpretation ist eine von vielen möglichen Interpretationen. Als nächstes stellen Sie die Beweise für eine Wahrscheinlichkeit eines Ereignisses infrage. Dies erfordert die folgenden Fragen: Wie groß ist das Restrisiko, dass etwas geschieht? Ist dies jemals zuvor geschehen? Gibt es Hinweise darauf, dass es nicht geschehen wird? Zum Beispiel: Wie groß ist das Restrisiko, dass Ihre Nachbarn denken, Sie seien ein Chaot, wenn Ihr Haus nicht perfekt sauber ist?

Es könnte sein, dass sich durch die Beschäftigung mit dem Restrisiko auch Ihre Einschätzung des Restrisikos verringert. Vielleicht haben Sie dieses zu Beginn bei 50 % eingeschätzt und beziffern es danach nur noch mit 15 %. Berücksichtigen Sie alle Tatsachen und Beweismittel, bevor Sie eine Vorhersage über die Wahrscheinlichkeit eines Ereignisses machen: Zwar könnten Sie denken, dass Ihr Chef über Sie verärgert ist, weil er Sie am Morgen nicht gegrüßt hat. Sie könnten aber auch berücksichtigen, dass Ihr Chef selbst gestresst sein könnte. Ähnlich lässt sich die Annahme verändern, dass ein einziger Fehler katastrophale Folgen haben könnte. Sie vernachlässigen dabei nicht nur, dass viele Irrtümer auch rechtzeitig korrigiert werden, sondern auch, dass fast jeder gelegentlich Fehler macht und dass dies auch ganz sympathisch wirken kann.

Nachdem Sie sich eingehend mit dem Restrisiko beschäftigt haben, stellen Sie sich nun folgende Fragen: Um wie viel Prozent hat sich Ihre Risikoeinschätzung nun verändert (von 80 % auf 40 %)? Was bräuchte es, um das Restrisiko auf einen vertretbaren Rahmen zu reduzieren?

Überlegen Sie sich, ob Sie Ihre negativen Vorhersagen vor allem auf der Grundlage einer sehr begrenzten Anzahl von Beispielen aus der Vergangenheit machen. So könnten Sie pessimistisch davon ausgehen, dass Sie für Ihre Arbeitsleistung bei einer bestimmten Aufgabe kritisiert werden, obwohl in der Vergangenheit die Bewertung Ihrer Arbeiten im Allgemeinen stets positiv ausfiel.

Überlegen Sie, inwieweit Sie niedrige Wahrscheinlichkeiten mit hohen Wahrscheinlichkeiten vermischen oder inwiefern Sie reagieren, als ob negative Ergebnisse Gewissheiten anstelle von Möglichkeiten darstellen. Denken Sie daran, dass Sie zwar eine Liste eventueller negativer Folgen aufstellen könnten, dies aber nicht bedeutet, dass diese Folgen auch wirklich eintreten.

Strategie 2: Alternative Wahrscheinlichkeiten sammeln

Die zweite Strategie besteht darin, alternative Interpretationen zu generieren, die den Fakten und Erkenntnissen zugrunde liegen. Verwenden Sie ein Tortendiagramm, um alternative Interpretationen für Ihre spezifischen Überschätzungen darzustellen. Tragen Sie Ihre anfänglich negative Interpretation als ein Stück des Tortendiagramms ein. Generieren Sie dann so viele Alternativen, wie Sie können. Das folgende Beispiel zeigt, welche alternativen Interpretationen in Bezug auf den Kauf eines bestimmten Sofas möglich wären. (Tortendiagramm 1, persönliches Tortendiagramm 1, Seite 94).

Tortendiagramm: Mögliche Reaktionen anderer auf meinen Sofakauf

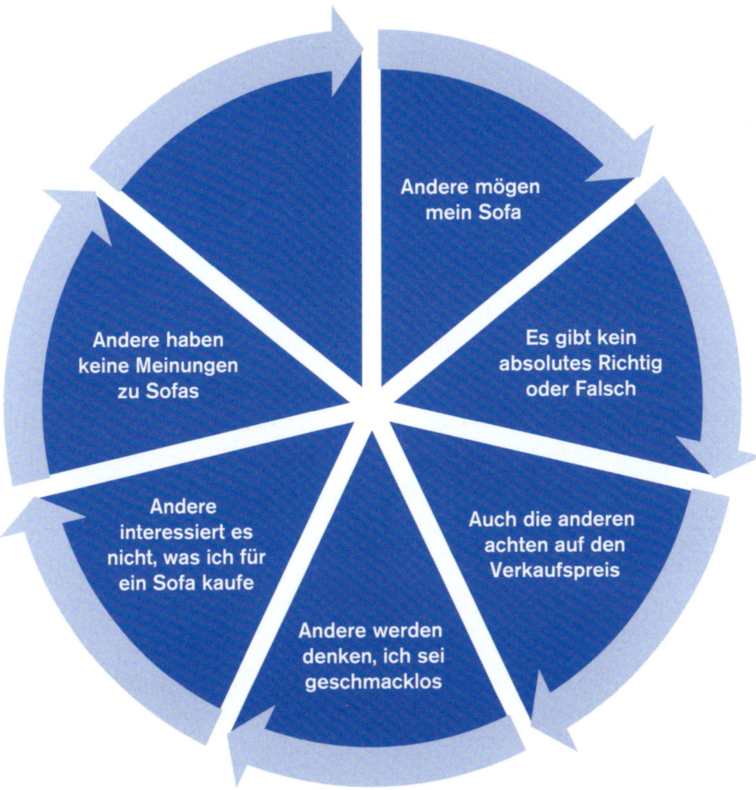
Andere mögen mein Sofa
Es gibt kein absolutes Richtig oder Falsch
Auch die anderen achten auf den Verkaufspreis
Andere werden denken, ich sei geschmacklos
Andere interessiert es nicht, was ich für ein Sofa kaufe
Andere haben keine Meinungen zu Sofas

Mein eigenes Tortendiagramm: Mögliche Reaktionen anderer, wenn ich (...)

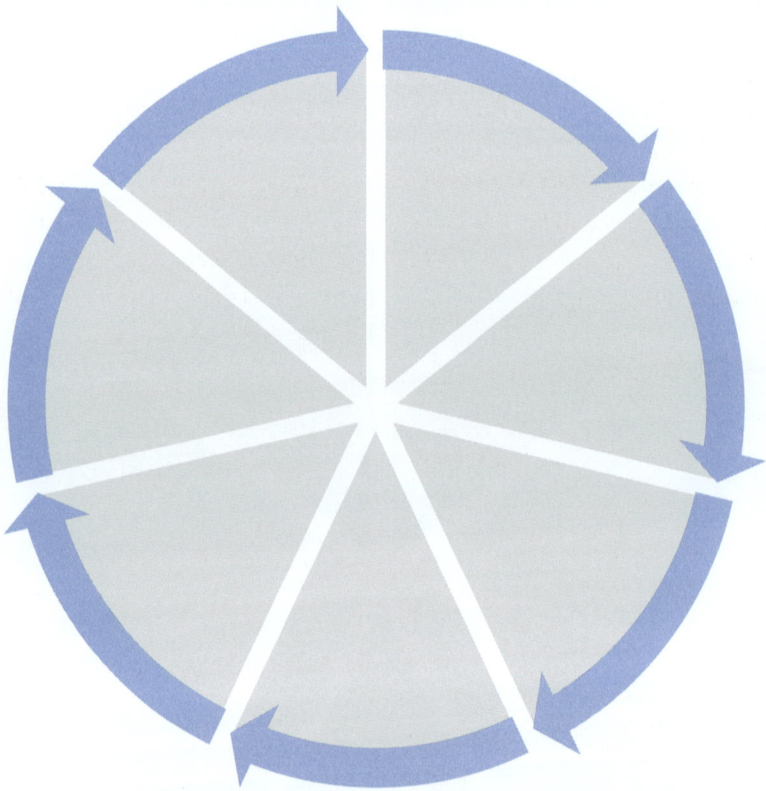

Strategie 3: Befürchtungen in Verhaltensexperimenten austesten

Die dritte Strategie, um mit der Wahrscheinlichkeitsüberschätzung umzugehen, besteht darin, Mini-Experimente durchzuführen. Dazu werden Fakten gesammelt, um den Nachweis zu erbringen, dass Ihre Befürchtungen in einem viel kleineren Maß eintreten als zuvor angenommen. Prüfen Sie in einem Verhaltensexperiment, inwieweit Ihre Befürchtungen auch wirklich eintreten. Am besten testen Sie Verhaltensweisen, in denen Ihre Befürchtungen besonders groß sind. Zwei Beispiele: Wenn Sie typischerweise Ihren Partner oder Ihre Partnerin zweimal täglich anrufen, um sicherzugehen, dass alles in Ordnung ist, können Sie testen, ob er oder sie immer noch in Sicherheit ist, wenn Sie ihn oder sie nur noch einmal täglich anrufen. Oder wenn Sie es in der Regel vermeiden, Ihrem Chef in die Augen zu schauen, aus Angst, kritisiert zu werden, können Sie testen, ob Sie kritisiert werden, wenn Sie ihn direkt ansehen. Diese Experimente stehen *nicht* mit dem Maß an emotionalem Stress in einer Situation in Zusammenhang (wie ängstlich Sie sich fühlen, wenn Sie Blickkontakt mit Ihrem Chef herstellen), sondern mit unabhängigen Ergebnissen (der tatsächlichen Zahl der Erfahrungen, verwarnt oder gerügt zu werden). Wir werden uns diese Mini-Experimente später genau ansehen. (Beispiel eines Sorgentagebuchs, Seite 96; persönliches Sorgentagebuch, Seite 97):

Sorgentagebuch und Einschätzung des riskierbaren Restrisikos (Beispiel)

Datum: 22.3.2010 Zeit Beginn: 15:30 Uhr Zeit Ende: 20:00 Uhr

Maximales Level der Angst (umkreisen Sie unten die passende Zahl)

0 – 10 – 20 – 30 – 40 – 50 – 60 – (70) – 80 – 90 – 100
keine wenig mittel stark extrem

Geben Sie an, welche der folgenden Symptome bei Ihnen auftreten:

Ruhelosigkeit	☒
leicht erschöpft	☐
Konzentrationsschwierigkeiten oder leerer Kopf	☒
Reizbarkeit	☒
Muskelverspannungen	☒
Schlafstörungen	☐

Auslösendes Ereignis:

Einen Arbeitsauftrag bis zum Ende des Tages fertig machen.

Ängstliche Gedanken:

Ich werde nicht mit dem Auftrag fertig, ich werde gefeuert.

riskierbares Restrisiko 0–100: 5

Alternative Möglichkeiten:

Normalerweise schaffe ich es, die Arbeiten pünktlich zu beenden und auch wenn ich es nicht schaffe – das Risiko, dass mir nur deswegen gekündigt wird, ist gering.

Ängstliches Verhalten:

Gereizt, habe meinen Mann angerufen, dass ich später nach Hause kommen werde.

Sorgentagebuch und Reale-Chancen-Formular

Datum: ______________ Zeit Beginn: ____________ Zeit Ende: ____________

Maximales Level der Angst (umkreisen Sie unten die passende Zahl)

0 — 10 — 20 — 30 — 40 — 50 — 60 — 70 — 80 — 90 — 100
keine wenig mittel stark extrem

Geben Sie an, welche der folgenden Symptome bei Ihnen auftreten:

Ruhelosigkeit	☐
leicht erschöpft	☐
Konzentrationsschwierigkeiten oder leerer Kopf	☐
Reizbarkeit	☐
Muskelverspannungen	☐
Schlafstörungen	☐

Auslösendes Ereignis:

____

____

Ängstliche Gedanken:

____

____

riskierbares Restrisiko 0–100: ____

Alternative Möglichkeiten:

____

____

Ängstliches Verhalten:

____

____

Themenblock 7:

Angstgedanken kontrollieren II: Entdramatisieren

Ziele:

- Veränderungen dokumentieren und wertschätzen
- Übung: Entspannungsbild
- Die Methoden der Dramatisierung und Entdramatisierung verstehen
- Festigung des Erlernten, «dran bleiben»

Mögliche Veränderungen beobachten

Gehen Sie Ihre Einschätzungen aus dem Sorgentagebuch oder dem Stimmungstagebuch nochmals systematisch durch.

- Wie hoch war Ihr durchschnittlicher Angstgrad während der letzten Woche?
- Sind Sie in der Lage, Ihre Angstgefühle objektiv zu beschreiben, ohne darin «einzutauchen»? Beschreiben Sie Ihr häufigstes Angstverhalten, Ihre körperlichen Symptome und Gedanken, Auslöser sowie «Themen», die bei Ihnen Angstgefühle auslösen.
- Ergänzen Sie Ihre «Veränderungen im Verlauf der Therapie».
- Hat die Zahl der Angstzustände oder Ihre maximale Angst abgenommen? Inwiefern haben Veränderungen in der körperlichen Anspannung, Gedanken oder Verhalten dazu beigetragen?
- Gab es Ereignisse, auf die Sie anders reagiert haben als früher? Wenn ja, was war anders? Fiel es Ihnen zum Beispiel leichter, sich nicht um Ihre Familie zu sorgen, da Ihnen bewusst wurde, dass Sie die Risiken überbewerteten? Sich den Gründen für Veränderungen bewusst zu werden, kann helfen, zu verstehen, auf was Sie sich während des Programmverlaufs konzentrieren sollten.

Konnten Sie Ihre Angstgedanken so genau wie möglich beschreiben, indem Sie sich selbst Fragen stellten, bis Sie das Ziel oder Ihre größte Angst erreicht hatten? Beispielsweise: Suchen Sie nach möglichst vielen *Beweisen*, die für und gegen die Wahrscheinlichkeit des Eintretens eines negativen Ereignisses sprechen. Berücksichtigen Sie alternative Möglichkeiten. Benützen Sie dafür etwa ein Tortendiagramm und beurteilten Sie die einzelnen Wahrscheinlichkeiten auf einer Skala von 0–100. Beachten Sie dabei: Denken oder spüren, dass ein Ereignis eintreffen könnte, zählt nicht als Beweis. Gedanken und Gefühle als Beweise zu benützen, ist ein häufiger Fehler. Ihre Einschätzung auf der Skala von 0–100 sollte nicht auf Ihren Gefühlen, sondern auf objektiven Beweisen basieren.

Haben Sie die Entspannung gesucht? Ist ein allgemeinerer Zustand der Entspannung erahnbar? Wenn Sie die Übungen nicht oder halbherzig gemacht haben, überlegen Sie sich, wieso das so war und was Sie in der kommenden Woche anders machen können.

Entspannung

Sie sollten nun regelmäßig beispielsweise die Kurz- oder Langform der Progressiven Muskelrelaxation trainieren. Wenn Ihr Entspannungsgrad unter 50 oder Ihr Konzentrationsgrad tief ist, überlegen Sie sich, was die Gründe dafür sein könnten. Wie bereits beschrieben, sind typische Gründe für einen geringen Entspannungsgrad:

- Unterbrechungen,
- Müdigkeit,
- die Übung als Last sehen,
- zu sehr versuchen, zu entspannen, und
- unangemessene Dauer der Entspannung, weil man das Gefühl hat, noch viele andere Dinge erledigen zu müssen.

Einer der Vorteile des Entspannungstrainings ist, dass Sie lernen, sich körperlich so zu entspannen, dass Sie für eine kurze Zeit Ihre Verantwortung und Ihre Sorgen vergessen können. Sie lernen auch, dass Dinge, die in Ihren Augen sofort erledigt werden müssten, auch einmal warten können, und dass Entspannung keine negativen Ereignisse auslöst.

Wenn Sie mit der Kurzform der Progressiven Muskelrelaxation gute Entspannung erreichen (über 75), können Sie nun mit der Übung **Entspannungsbild** (s. u.) weitermachen. Anstatt die Muskeln vorher anzuspannen, können Sie diese allein durch Konzentration und Ihre Erinnerung entspannen. Stellen Sie sich nacheinander die vier größten Muskelgruppen vor, die Sie bis jetzt an- und entspannt haben (wahrscheinlich Bauch, Brust, Schultern und Stirn), und entspannen Sie diese, während Sie sich daran erinnern, wie sich Entspannung in diesen bestimmten Körperpartien anfühlt. Wenn Sie ausatmen, formulieren Sie in Ihren Gedanken die Worte «Ich bin entspannt» oder «relaxed» und entspannen Sie jede der vier Muskelgruppen. Wenn Sie Ihren Bauch entspannen, stellen Sie sich vor, wie Sie die Muskeln loslassen, und spüren Sie die Wärme, die dadurch vielleicht im Moment entsteht. Wenn Sie sich auf Ihre Brust konzentrieren, spüren Sie die Luft, die ruhig durch Ihren Körper strömt, während Sie ein- und ausatmen. Konzentrieren Sie sich auf Ihre Schultern, denken Sie an das Gefühl des Loslassens, wenn Sie sie herabhängen lassen, und an die Wärme und das Wohlgefühl, das die Entspannung auslöst. Lassen Sie dasselbe geschehen, wenn Sie sich auf Ihre Stirn konzentrieren: Konzentrieren Sie sich darauf, wie es sich anfühlt, wenn Sie die Spannung lösen und wenn Sie die Falten glätten. Nehmen Sie sich etwa fünf Minuten Zeit, um sich zu konzentrieren und zu entspannen, während Sie in Ihren Gedanken bei jedem Ausatmen die Worte «Ich bin entspannt» formulieren. Um sie zu verinnerlichen, wiederholen Sie sich diese immer wieder. Das ist die Übung für die nächste Woche. Machen Sie diese im Moment noch in einer ruhigen und bequemen Umgebung. Bald schon werden Sie die Übung an Orten machen, an denen Sie mehr abgelenkt werden. Dadurch lernen Sie, die Übung auch an belebten Orten und zu jeder Zeit machen zu können.

Entspannungsbild

1. Suchen Sie sich einen ruhigen Ort, etwa einen bequemen Stuhl oder ein Bett.
2. Lockern Sie enge Kleidung und legen Sie die Brille zur Seite.
3. Konzentrieren Sie sich der Reihe nach auf die vier Muskelgruppen Bauch, Brust, Schultern und Stirn.

4. Konzentrieren Sie sich auf das Gefühl der Entspannung.
5. Entspannen Sie sich während fünf Minuten, atmen Sie langsam und regelmäßig und formulieren Sie bei jedem Ausatmen die Worte «Ich bin entspannt» in Ihren Gedanken.

Üben Sie zunächst in für Sie günstigen Bedingungen und nicht, wenn Sie gerade Angst haben. Da Sie die Entspannungstechnik erst neu lernen, ist es wahrscheinlich, dass sie in schwierigen Situationen noch nicht klappt. Bereits jetzt schon von sich zu verlangen, die Übung in Angstphasen anwenden zu können, wäre voreilig: Auch von einem Piloten erwartet man nicht, notzulanden, ohne dass er alle Notfallprozeduren kennt. Üben ist sehr wichtig, und während der nächsten Wochen werden Sie in immer schwierigeren Situationen üben.

Das Schlimmste befürchten – Katastrophisieren

Ein anderer Aspekt von Angst, gegen den Sie sich wappnen können, ist das Katastrophisieren. Damit ist die Annahme gemeint, dass gravierende negative Dinge geschehen werden, obwohl die Wahrscheinlichkeit dafür sehr gering ist. Solches Katastrophieren verstärkt die Sorgenketten,

Angstgefühle sind die körperliche und emotionale Antwort darauf, wie Gefahr oder negative Ereignisse bewertet werden. Sie sind umso größer, je mehr die Möglichkeit überbewertet wird, dass etwas Negatives geschehen könnte. Wir haben bereits verschiedene Möglichkeiten besprochen, bei denen eine Überbewertung der Risiken bestehen bleiben kann, obwohl die Argumente entkräftet worden sind (siehe Themenblock 6 zum Thema «Risikoeinschätzung» – vielleicht möchten Sie ihn nochmals durchlesen).

Angst hat daneben auch damit zu tun, dass bevorstehende Ereignisse schon im Voraus als Katastrophen bewertet werden. Folgende Aussagen können einem das Gefühl geben, den bevorstehenden Dingen nicht gewachsen zu sein:

«Das wäre schrecklich»,
«Das würde ich nie überleben» oder
«Damit könnte ich nie umgehen».

Solche Dramatisierung kann auftreten, während Sie sich Sorgen machen und in Sorgenketten gefangen sind. Ein Beispiel: Sie sorgen sich, dass Ihnen andere Personen die eigenen Sorgen anmerken. Ihre Reaktion könnte sein: «Die denken jetzt, ich bin schwach und inkompetent. Ist das peinlich. Ich kann ihnen nie mehr in die Augen schauen!». Dies ist ein Beispiel dafür, wie ein tatsächlich eingetretenes Ereignis – sichtbare Angstsymptome – dramatisiert werden kann. Man kann auch befürchten, dass andere Personen unsichtbare Anzeichen der Angst, z. B. eine Magenverstimmung, bemerken könnten. Die Reaktion könnte sein: «Die bemerken, wie schlecht ich mich fühle und wie mein Magen verrückt spielt. Sie werden denken, ich bin ein Trottel.» Das ist ein Beispiel dafür, ein unwahrscheinliches Ereignis zu dramatisieren.

Eine weitere Katastrophisierung besteht darin, aus unwichtigen Ereignissen eine extreme Schlussfolgerung zu ziehen oder «aus einer Mücke einen Elefanten machen». Hier einige Beispiele:

«Mein Haus ist nicht perfekt aufgeräumt, also bin ich kein guter Mensch»,

«Wenn meine Kinder streiten, bedeutet das, dass ich eine schlechte Mutter bzw. ein schlechter Vater bin»,

«Ich habe bei der Arbeit einen Fehler gemacht, also bin ich nicht gut genug für diese Position».

Diese Art der Dramatisierung geht mit Perfektionismus und einem übersteigerten Verantwortungsbewusstsein einher:

«Alles muss korrekt ablaufen, sonst geschieht etwas Schlimmes»,
«Ich muss alles immer zu jeder Zeit rechtzeitigt erledigt haben» oder
«Wenn ich mir keine Sorgen mache, läuft mit Sicherheit etwas schief».

Solche Sätze sind das Ergebnis nicht hinterfragter Überzeugungen. Diese besagen, dass erstens negative Ereignisse sehr wahrscheinlich eintreffen, zweitens die Sorgen verhindern, dass die Befürchtungen eintreffen und drittens Sie für mögliche negative Ereignisse voll und ganz selbst verantwortlich sind. Solche Sorgenketten lassen sich ins Unendliche fortführen. Indem Sie Ihre negativen Annahmen jedoch herausfordern, können diese entkräftet werden.

Entdramatisieren / Entkatastrophisieren

Entdramatisieren heißt, sich das schlimmste Szenario vorzustellen und es dann objektiv zu bewerten. Normalerweise werden Sie erkennen, dass das Resultat zwar sehr unangenehm wäre, Sie es aber bewältigen könnten und es vorübergehen würde. Mit anderen Worten, Sie werden mit dem Ereignis umgehen können, und es wird irgendwann vorbei sein. Obwohl es sehr schlimme Ereignisse gibt, die wir niemandem wünschen würden (eine geliebte Person zu verlieren), gibt es immer auch Wege, solche Situationen zu überstehen – so hart dieser Weg auch sein mag. Es ist wichtig, sich zu vergewissern, dass die Menschheit trotz Traurigkeit und Qualen erstaunlicherweise immer einen Weg gefunden hat, weiterzumachen. Zentral erscheint hier, dass wir auch mit negativen Gefühlen zumeist funktionsfähig bleiben und dass die negativen Gefühle keine Beweise dafür sind, dass wir es nie und nimmer schaffen werden. Es ist ein großer Unterschied, ob ein negatives Ereignis als *Desaster* betrachtet wird, oder ob man versucht, Möglichkeiten zu finden, um mit der Situation klarzukommen. Tatsächlich zeigen wir oftmals gerade in negativen Situationen eine große Stärke. Die Sorgenketten kommen viel öfter dann, wenn wir genügend Zeit haben und es uns leisten können, uns voll und ganz in Sorgen zu verstricken. Das Entdramatisieren kann Ihnen helfen, Wege zu finden, um mit negativen Konsequenzen umzugehen.

Stellen Sie sich vor, Sie werden bei der Arbeit verwarnt, weil Sie in einem wichtigen Dokument einen eindeutigen Fehler übersehen haben und die Firma dadurch ein großes Projekt verloren hat. Ihr Chef ist natürlich enttäuscht von Ihnen. Die Frage ist nun: Wie gehen Sie mit dieser Situation um? Die dramatisierende Betrachtungsweise wäre, dass dieser Fehler ein Zeichen Ihrer generellen Inkompetenz ist, dass Sie verantwortungslose Entscheidungen treffen, dass Sie sich selbst nicht unter Kontrolle haben und dass Sie von Ihren Kollegen nicht mehr respektiert werden. Die entdramatisierende Betrachtungsweise wäre es, zu sagen, dass alle Menschen Fehler machen und dass sich die Situation mit der Zeit wohl entschärfen wird, obwohl sie schwierig ist und der Fehler Konsequenzen für die gesamte Firma haben wird. Mit großer Wahrscheinlichkeit werden Ihre Kollegen Sie weiterhin so wahrnehmen wie vor dem Vorfall. Aber auch wenn dies nicht der Fall ist, wird sich auch dies mit der Zeit wieder legen. Fehler zu machen, ist menschlich, und alle Menschen werden von Zeit zu Zeit von anderen negativ beurteilt.

Wenn Ihnen ein besorgniserregender Gedanke in den Sinn kommt, können Sie einerseits Ihre Sorgen mit objektiven Hinweisen zum Restrisiko befragen/herausfordern, um dadurch die Möglichkeit des Auftretens neu zu bewerten, und andererseits können Sie den besorgniserregenden Gedanken entdramatisieren. Nehmen wir z. B. an, Sie machen sich Sorgen, bei der Arbeit einen Fehler zu machen und deshalb entlassen zu werden. Sie können diese Gedanken infrage stellen, indem Sie über Folgendes nachdenken: Wie groß ist die Wahrscheinlichkeit, dass ich einen groben Fehler mache? Wie groß ist die Wahrscheinlichkeit, dass mich mein Chef entlässt, wenn ich einen Fehler mache? Wenn ich tatsächlich entlassen würde, wie würde ich damit umgehen? Würde ich eine neue Stelle suchen, mir bei Freunden und Familie Unterstützung holen oder eine Auszeit nehmen? Bieten (auch unfreiwillige) Veränderungen nicht immer auch die Gelegenheit, sich neu zu orientieren?

Während der letzten Wochen haben Sie möglicherweise Ihre Angstsituationen protokolliert oder Sie protokollieren sie momentan. Lesen Sie die Protokolle nochmals durch und beurteilen Sie, ob einige der Angstmomente vielleicht Beispiele für eine Dramatisierung oder eine Unverhältnismäßigkeit darstellen. Mit anderen Worten: Haben Sie das Gefühl, dass die Ereignisse, falls sie wirklich eintreffen würden, schrecklich oder nicht zu bewältigen sind?

Hinterfragen Sie jedes Mal Ihre Angst davor, dass das Ereignis in einer Katastrophe enden wird. Sie dürfen sich durchaus eingestehen: «Und auch wenn das Schreckliche eintrifft, es gibt Möglichkeiten, damit umzugehen.» Natürlich kann es auch Situationen geben, die wirklich negativ sind und bei denen es nicht angemessen wäre, «macht ja nichts» zu sagen. Es ist aber trotzdem wichtig, sich zu vergewissern, dass wir alle einmal schlechte Zeiten durchmachen und dass wir auch negative Ereignisse überstehen und damit umgehen können.

Entkatastrophisieren im therapeutischen Dialog

Hier ist ein Beispiel für das Katastrophisieren und Entkatastrophisieren mit der Hilfe eines Therapeuten:

Therapeut: Sie haben vorhin gesagt, dass Sie sich Sorgen machen, was mit Ihrer Familie passieren würde, wenn Sie sterben würden.

Sandra: Jaaa, ich möchte nicht, dass meine Kinder dasselbe durchmachen müssen, was ich durchmachen musste und immer noch muss, seit mein Vater letztes Jahr gestorben ist. Sie würden so schrecklich trauern, und wer würde sich um sie kümmern, wenn ich nicht mehr da wäre?

Therapeut: Was für eine Situation stellen Sie sich vor, wenn Sie sterben würden? Was würde mit Ihren Kindern passieren?

Sandra: *(Tränen in den Augen)* Es ist so schwer für mich, darüber zu sprechen. Es wäre so furchtbar. Ich sehe Sie vor mir, alleine, am Weinen, ohne zu wissen, was sie jetzt tun sollen.

Therapeut: Diese Gedanken sind für Sie im Moment sehr schmerzhaft, und ich kann Ihre Situation sehr gut verstehen. Lassen Sie uns doch einmal gemeinsam eine Beurteilung vornehmen. Ziehen wir zuerst einmal die Möglichkeit der Überbewertung der Risiken in Betracht. Haben Sie irgendeinen Grund dafür, dass Sie früh oder unerwartet sterben könnten?

Sandra: Nur, dass mein Vater auch plötzlich gestorben ist.

Therapeut: Was war der Grund?

Sandra: Anscheinend hatte er Herzprobleme, von denen wir nichts wussten.

Therapeut: Was für Beweise haben Sie, dass Sie annehmen, Sie hätten das gleiche Leiden?

Sandra: Eigentlich keine. Ich habe mich einige Monate nach dem Tod meines Vaters vollständig untersuchen lassen, weil ich mir solche Sorgen machte. Ich bin aber gesund.

Therapeut: Wenn man bedenkt, dass Sie gesund sind, und wenn man sich die Statistik unerwarteter und unbegründeter Todesfälle von Frauen in Ihrem Alter ansieht, wie hoch schätzen Sie die Wahrscheinlichkeit auf einer Skala von 0 bis 100 ein, dass Sie bald sterben werden?

Sandra: Wenn ich es so sehe: Wahrscheinlich sehr gering – vielleicht 10 %.

Therapeut: An jedem Tag während der nächsten paar Jahre eine 10-Prozent-Chance, dass Sie unerwartet sterben?

Sandra: *(lacht)* Nein, ich denke die Chance ist geringer, wahrscheinlich unter 1 %.

Therapeut: Ok. Ich könnte mir vorstellen, dass Sie auch noch in anderen Bereichen Vermutungen angestellt haben und dabei objektive Beweise mitberücksichtigen sollten. Fallen Ihnen welche ein?

Sandra: Meinen Sie, wie sich meine Kinder fühlen könnten? Ich denke wirklich, dass sie sich schrecklich fühlen würden.

Therapeut: Nein, ich meine nicht die Trauer und den Verlust unmittelbar nach Ihrem Ableben. Ich bin mir nicht sicher, inwieweit die Kinder in der Trauer auf immer und ewig verharren würden. Auch wenn es schwierig ist, denken Sie daran was mit der Zeit passieren wird, nach Ihrem Tod.

Sandra: Ich denke, dass sie irgendwann wieder in ein normales Leben zurückfinden werden, auch wenn es nicht mehr dasselbe ist, als wenn ich noch da wäre. Sie haben einen guten Vater. Er würde sich wahrscheinlich um sie kümmern.

Therapeut: Das ist nun interessant, oder? Es erscheint mir fast so, dass Sie plötzlich eine etwas andere Sichtweise haben. Sie sind sich bewusst – wie schwierig es für Ihre Kinder auch wäre, Sie zu verlieren – dass sie es sehr wahrscheinlich überstehen und ohne Sie weiterleben würden.

Sandra: Ja, ich verstehe. Ich glaube, ich mache das andauernd und mit unzähligen Dingen. Ich befürchte das Schlimmste und konzentriere mich dann nur darauf, ohne über Alternativen nachzudenken.

Dieses Beispiel zeigt auf, dass die automatischen, negativen Befürchtungen so stark werden können, dass plausible Alternativen nicht einmal mehr in Betracht gezogen werden. Sandra dachte nicht mehr daran, dass ihre Familie möglicherweise auch ohne sie zurechtkäme. Sie malte sich nur aus, wie schlimm es für ihre Familie wäre, wenn sie sterben würde. Es kann hilfreich sein, dass Sie alternative Möglichkeiten in Betracht ziehen, um das Tempo

Ihrer Sorgenketten zu entschleunigen. Dadurch können Sie verhindern, sich chronisch Sorgen zu machen, ohne jemals eine Lösung oder Alternative zu finden.

Nehmen Sie das Beispiel der Angst, entlassen zu werden. Obwohl die Möglichkeit, entlassen zu werden, möglicherweise gering ist, ist es wichtig, sich bewusst zu werden, dass es grundsätzlich keine Katastrophe sein muss, seinen Job zu verlieren. Ein Jobverlust ist nicht unabdingbar damit verbunden, in der Gosse zu laden. Hilfreich kann es sein, sich Schritte zur Bewältigung vorzustellen. Eine neue Stelle zu suchen, ist vielleicht nicht angenehm, aber es ist in vielen Fällen durchaus möglich.

Ein anderes Beispiel ist das Gefühl, von Aufgaben und Stress überwältigt zu werden und nicht genug Zeit zu haben, alles zu erledigen. Eine gute Methode, diese beängstigenden Gedanken abzumildern, ist die Frage an sich selbst, was das Schlimmste wäre, was geschehen könnte. Zum Beispiel:

Was ist das Schlimmste das geschehen kann, wenn ich bis heute Abend nicht alles geschafft habe oder wenn jemand bis morgen warten muss?

Was passiert, wenn ich das Büro verlasse, ohne meinen Schreibtisch aufzuräumen, oder wenn ich aus dem Haus gehe, ohne sicherzugehen, dass alles perfekt ist?

Was ist das Schlimmste, das passieren kann, wenn ich mich eine halbe Stunde entspanne?

Ihre Antwort wäre vielleicht: «Wenn ich heute nicht alles erledigen kann, wächst der Stapel für morgen und für immer.» Es wird aber *immer* Dinge geben, die noch erledigt werden müssen. Den Punkt, an dem man alles erledigt hat, wird man wahrscheinlich nie erreichen. Möglicherweise wäre dies auch ein sehr langweiliger Punkt.

Eine effektivere Strategie ist es, zu akzeptieren, dass es immer Dinge geben wird, die man erledigen sollte, und zu realisieren, dass diese Dinge nicht immer sofort erledigt werden müssen. Themenblock 10 zeigt Möglichkeiten auf, wie mögliche (Arbeits-) Überlastung reduziert werden kann.

Persönliche Beispiele entkatastrophisieren

Denken Sie an Ihre persönlichen Beispiele, wie Sie in den letzten Wochen etwas dramatisiert haben. Versuchen Sie – so objektiv wie möglich – herauszufinden, welche Bedeutung Sie diesen Ereignissen zugeschrieben haben, inwieweit Sie die Bedeutung vielleicht überbewertet haben und inwieweit Sie Alternativen generieren könnten. Denken Sie daran, dass Entdramatisieren nicht einfach blindes positives Denken bedeutet, sondern eine realistische Bewertung möglicher Ergebnisse.

Manche Patienten berichten, dass es für sie hilfreich ist, beim Entkatastrophisieren ihre innere Stimme etwas zu verlangsamen und sich Zeit zu nehmen. Dabei kann es hilfreich sein, sich vorzustellen, wie eine schützende Person zu einem spricht; ruhig, liebevoll und direkt.

Sie können ein Tortendiagramm für die Generierung alternativer Bewertungen bei negativen Ereignissen benützen. Das folgende Tortendiagramm zum Thema der Entlassung zeigt Ihnen solche Alternativen auf. Stellen Sie sich vor, Sie machen ein Brainstorming dazu, was Sie beispielsweise Ihrem besten Freund / Ihrer besten Freundin an alternativen Interpretationen bieten würden. (Tortendiagramm 2 Beispiel, Seite 110; persönliches Tortendiagramm 2, Seite 111).

Ein zentraler Schritt beim Entdramatisieren ist die Suche nach Möglichkeiten, mit dem Ereignis umzugehen, falls dieses wirklich eintreffen sollte. Überlegen Sie sich, was Sie tun würden, wenn Sie bei der Arbeit negatives Feedback erhalten, Ihren Job verlieren, eine fatale Fehlentscheidung treffen oder ein Kind verlieren würden. Wenn Sie sich der Situation zuwenden und Wege suchen, damit umzugehen, werden die Angstgefühle sich zuerst womöglich verstärken, besonders wenn Sie denken, Sie selbst seien für das negative Ereignis verantwortlich. Das Ziel ist dann, dass Sie Folgendes bemerken:

- Erstens ist es unwahrscheinlich, dass die Situation überhaupt auftritt,
- zweitens ist es unwahrscheinlich, dass Sie allein für sie verantwortlich sind,
- drittens sind schwierige Ereignisse und Schicksalsschläge im Verlauf eines Lebens – leider – ein Teil der Realität,
- und viertens gibt es oftmals Wege, sich mit belastenden Situationen auseinanderzusetzen, einzelne Aspekte trotz allem neu zu organisieren und die Lage einigermaßen zu bewältigen.

Tatsächlich ist es möglich, dass die starken Angstgefühle in Verbindung mit den negativen Gedanken früher dazu geführt haben, dass Sie verzweifelt

Tortendiagramm 2: Beispiel zum Entkatastrophisieren bei einer drohenden Arbeitslosigkeit

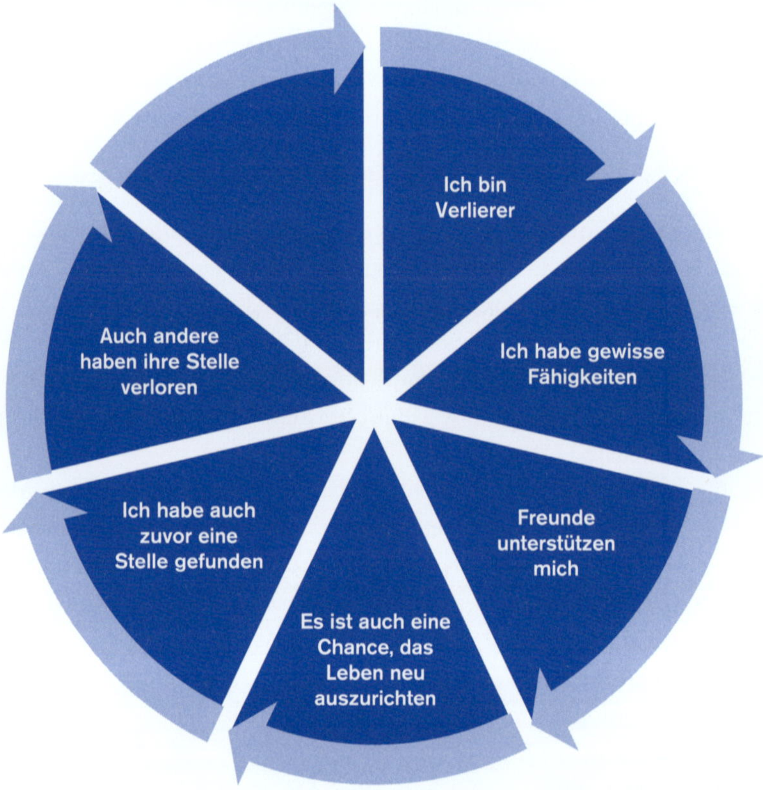

versuchten, an etwas anderes zu denken, ohne dabei Ihrer wirklichen Angst direkt ins Gesicht zu sehen. Sie haben die Sorgenketten also dazu benutzt, die einzelnen Sorgen nicht voll wahrzunehmen und zu hinterfragen. So konnte zum Beispiel die Angst bei dem Gedanken, einen geliebten Menschen zu verlieren, dazu führen, dass Sie sich um andere, weniger wichtige Dinge Sorgen machten.

In der folgenden Übung wird von Ihnen verlangt, sich den Ereignissen zuzuwenden, vor denen Sie sich am meisten fürchten. Indem Sie das tun, sollten Sie erkennen, dass es, wie negativ die Ereignisse auch sein

Mein eigenes Tortendiagramm

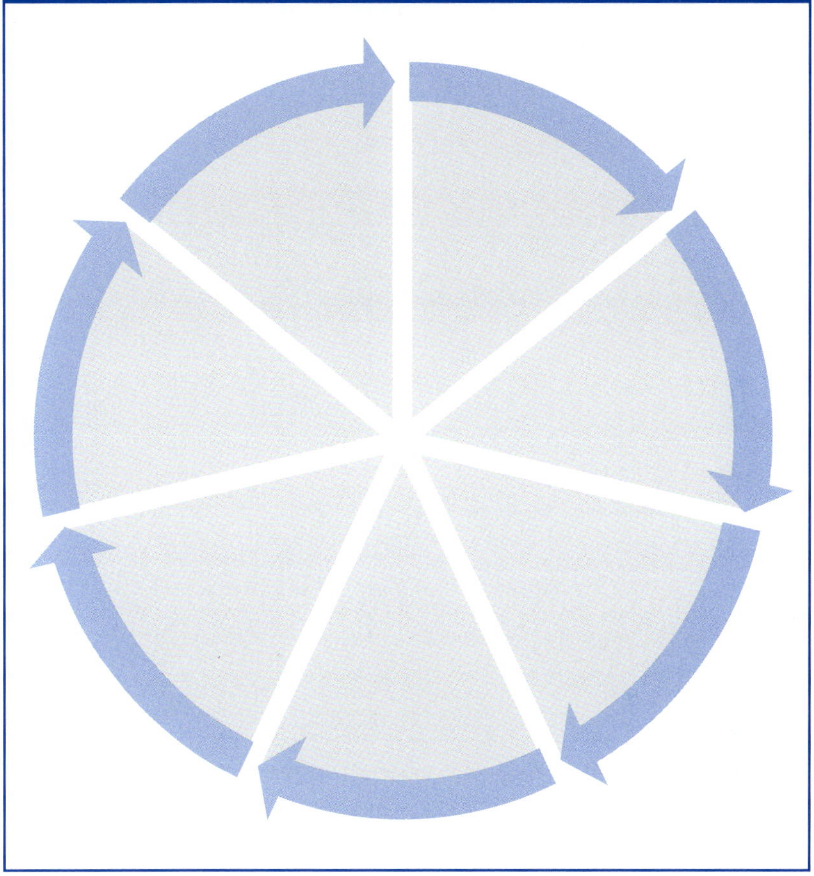

mögen, sehr wahrscheinlich einen Weg gibt, damit zurechtzukommen. Wir werden diese Problematik im nächsten Kapitel noch detaillierter diskutieren. Hier werden Sie zunächst herausfinden, dass angsteinflößende Gedanken harmloser werden, wenn Sie sich ihnen stellen. (Sorgenprotokoll Beispiel, Seite 112; persönliches Sorgenprotokoll, Seite 113).

Beispiel: Sorgenprotokoll – Wahrscheinlichkeit des Eintreffens und Wege, damit umzugehen

Datum: __________ Beginn: __________ Ende: __________

Maximaler/größter Angstgrad (Zahl ankreuzen)

0 — 10 — 20 — 30 — 40 — 50 — (60) — 70 — 80 — 90 — 100
keine wenig mittel stark extrem

Welche Symptome hatten Sie? Kreuzen Sie an:

- rastlos, angespannt, nervös ☐
- schnell erschöpft ☐
- Schwierigkeiten, mich zu konzentrieren, oder «leerer» Verstand ☐
- reizbar ☐
- verspannte Muskeln ☐
- unruhiger Schlaf ☐

Auslöser:

Tochter ist ausgegangen und hat nicht angerufen

Angstgedanken:

Sie hatte einen Autounfall und ist verletzt und orientierungslos.

Möglichkeit 0–100: 60

Alternative Möglichkeiten:

Sie hat Spaß mit ihren Freunden, sie hat vergessen anzurufen, sie wird später anrufen.

Wege, damit klarzukommen:

Wenn sie verletzt ist, helfe ich ihr, sich zu erholen.

Ängstliches Verhalten:

beim Telefon gewartet

Sorgenprotokoll – Wahrscheinlichkeit des Eintreffens und Wege, damit umzugehen

Datum: ______________ Beginn: ______________ Ende: ______________

Maximaler/größter Angstgrad (Zahl ankreuzen)

0 — 10 — 20 — 30 — 40 — 50 — 60 — 70 — 80 — 90 — 100
keine wenig mittel stark extrem

Welche Symptome hatten Sie? Kreuzen Sie an:

rastlos, angespannt, nervös	☐
schnell erschöpft	☐
Schwierigkeiten, mich zu konzentrieren, oder «leerer» Verstand	☐
reizbar	☐
verspannte Muskeln	☐
unruhiger Schlaf	☐

Auslöser:

____

Angstgedanken:

____

Möglichkeit 0–100: ____

Alternative Möglichkeiten:

____

____

Wege, damit klarzukommen:

____

Ängstliches Verhalten:

____

Themenblock 8: Dem Drachen in den Rachen schauen: Konfrontation mit Ihren Ängsten

Ziele:

- Veränderungen herausarbeiten
- Erweiterung der Progressiven Muskelrelaxation
- Realistische Denkstrategien kennenlernen
- Sich in Imaginationsübungen mit den eigenen Ängsten konfrontieren
- Mögliche Fortschritte festigen, «dran bleiben»

Veränderungen herausarbeiten

Schauen Sie nochmals Ihre Tagebucheinträge der letzten Wochen an und achten Sie auf Veränderungen. Haben Sie, wenn Sie sich ängstlich fühlten, Ihre negativen Gedanken/Befürchtungen erkannt und konnten Sie sie hinterfragen? Konnten Sie Ihre Fähigkeit, mit negativen Ereignissen umzugehen, erweitern? Wenn nicht, so versuchen Sie, sich in der nächsten Woche darauf zu konzentrieren, Ihre negativen Gedanken zu beobachten und herauszufordern. Wie bereits erwähnt, werden in unserer Therapie verschiedene Schritte gelehrt, so dass jeder Schritt mit einem früheren in Zusammenhang steht. Sind Sie von einem Schritt nur halbherzig überzeugt, so kann sich dies möglicherweise in einem weiteren Schritt rächen. Wir haben vollstes Verständnis dafür, dass die Auseinandersetzung anstrengend ist und Ihren Mut und Ihre Überwindung herausfordern kann. Es ist wichtig, dass Sie ein gutes Verständnis Ihrer Risiko-Einschätzungen und Ihres Katastrophisierens haben (also Ihrer Neigung, immer vom Schlimmsten auszugehen). Das aktive Herausfordern Ihrer Gedanken kann anstrengend sein und Ihnen künstlich vorkommen. Es lohnt sich aber: Viele Patienten berichten, dass diese Themenblöcke ihnen helfen, einen realistischeren Denkstil zu entwickeln. Dabei kann es hilfreich sein, dass Sie sich vorstellen, wie Sie einer Ihnen nahen Person in einer vergleichbaren Lage Fragen stellen würden. Oder wie Ihnen eine Ihnen nahe Person Fragen stellen würde, so dass Sie Boden gewinnen. Oftmals sind die negativen Befürchtungen und Szenarien zur Denkgewohnheit geworden, welche durch die Wiederholung immer wieder automatisch auftreten. Plausible Alternativen zur Gewohnheit werden zu lassen, verlangt wirklich Übung, als ob eine neue Sprache erlernt würde. Mit Wiederholung werden die alternativen Gedanken dann zur *neuen* Gewohnheit und entstehen ebenso spontan und reibungslos wie zuvor die negativen Gedanken.

Entspannung

Wenn Sie beispielsweise mit der Vier-Muskelgruppen-Relaxation erfolgreich waren (also während fünf Minuten eine moderates Niveau an Entspannung und Konzentration und eine regelmäßige Atmung erreicht haben), so können Sie einen Schritt weitergehen und die Ein-Schritt-Entspannung lernen. Es ist aber kein Problem, wenn Sie etwas Zeit benötigen und lieber die Vier-Muskelgruppen-Relaxation oder eine andere Relaxationstechnik anwenden.

Zur Erinnerung: Die vollständige Anleitung zur Ein-Schritt-Entspannung finden Sie auf Seite 78. Beim Ein-Schritt-Verfahren nehmen Sie ein paar langsame Atemzüge, und wenn Sie ausatmen, sagen Sie sich das Wort «Entspannung», während sich Ihr Körper sich entspannt. Nehmen Sie nicht ungewöhnlich tiefe Atemzüge, atmen Sie einfach langsam und gleichmäßig. Achten Sie darauf, dass Sie das Wort «Entspannung» in einer entspannten Art und Weise zu sich sagen.

Dem Drachen in den Rachen schauen: Konfrontation mit Ihren Ängsten

Bisher war es das Ziel, die beunruhigenden Gedanken zu kontrollieren, wenn sie auftauchen. Nun machen wir genau das Gegenteil. Jetzt geht es darum, sich bewusst mit den negativen Bildern, die den Sorgen zugrunde liegen, auseinanderzusetzen und zu lernen, weniger von ihnen betroffen zu sein. Wie vorher beschrieben wurde, werden sorgenvolle Gedanken durch katastrophisierende Bilder beeinflusst, von welchen wir glauben, dass sie tatsächlich eintreffen. Beispielsweise machen Sie sich Sorgen um die Sicherheit Ihrer Kinder, und damit verknüpft tauchen Bilder Ihrer verletzten, blutüberströmten Kinder auf, und sie stehen tatenlos daneben und tragen die ganze Schuld, eine verantwortungslose Mutter/ein verantwortungsloser Vater zu sein. Das Bild stellt eine Visualisierung der Szene dar, wie sie tatsächlich geschehen könnte. Dieses Bild schafft in der Regel ein hohes Maß an emotionalem Stress und Angst. Daher ist es nicht ungewöhnlich, dass man die Aufmerksamkeit Gedanken auf die Überprüfung der Sicherheit der Kinder richtet. So ruft man in der Schule an, um zu überprüfen, dass den Kindern nichts geschehen ist. Die Sorgen werden mit weniger emotionalem Stress in Verbindung gebracht, als wenn man sich die katastrophisierenden Bilder vorstellt. So werden die Sorgen zu einer bevorzugten Art, die unangenehmen Bilder möglichst schnell wegzuschieben. Allerdings tauchen diese Bilder immer wieder auf, wenn sie vermieden werden. Dies ist ein paradoxer Vorgang: Je mehr wir versuchen, die Bilder zu verdrängen, desto stärker und bedrohlicher erscheinen sie. So stellt sich in einem nächsten Schritt das Ziel, sich den furchteinflössenden Bildern zu stellen und zu merken, dass die Bilder weniger katastrophal sind als befürchtet. Vergleichbar mit negativen Gedanken sind katastrophisierende Bilder eigentlich ziemlich normal. Dass solche Bilder auftauchen, heißt noch lange nicht, dass sie wirklich wahr sind und eintreffen werden. Wir wissen, dass sich die Angst durch Konfrontation mit dem Objekt der Angst verringert. Unser Ziel in diesem Themenblock ist es, Sie wiederholt mit den am meisten gefürchteten Bildern zu konfrontieren. Sie werden ermutigt, sich so lange die katastrophalen Bilder und Szenarien vorzustellen, bis die Angst nachlässt. Sie schauen dem Drachen frech in den Rachen und merken dabei, dass die Bedrohung dadurch abnimmt. Sie lassen sich nicht mehr von den Drohgebärden des Drachens einschüchtern. Beispielsweise erinnern Sie sich vielleicht an einen Moment, als Sie plötzlich erkannten, dass die böse alte Hexe im Kindertheater eine kinderliebende Frau aus dem Dorf ist. Sie hatten solche Angst, dass Sie die «Hexe» gar nie richtig anschauten. Die Drohgebärde, die von einem Bild ausgeht, ist oftmals größer, als die effektive Bedrohung wirklich ist. Sich das Recht herauszunehmen, in solchen Momenten etwas «spitzbübisch» zu sein, kann Ihnen vielleicht dabei helfen, den Mut aufzubringen, sich den bedrohlichen Bildern zu stellen. Vielleicht erinnern Sie sich an die Rote Zora, welche die alte Hexe entlarvt, an Pippi Langstrumpf, welche die Räuber vergrault, oder an Peter Falk als Kommissar Columbo, der sich mit größter Gelassenheit dumm stellt.

Sie werden diejenigen Bilder am Ende Ihrer Sorgenkette identifizieren und benennen können, welche Ihnen am meisten Angst machen, indem Sie sich das *Worst-Case-Szenario*, die schlimmste Befürchtung, vor Augen führen und sich dabei fragen: «Könnte es noch schlimmer werden?». Dies ist eine Erweiterung dessen, was wir im letzten Themenblock zur Identifizierung des Katastrophendenkens gelernt haben. Jetzt werden Sie sich aber auf die negativen *Bilder* in Ihrem Kopf konzentrieren anstatt auf die verbalen Aussagen, die Ihnen Sorgen bereiten. Die erschreckendsten Bilder sind die kurz aufblitzenden, die aufkommen und katastrophale Inhalte haben. Es stirbt ein Familienmitglied, Sie werden obdachlos und leben auf der Straße oder werden vor der ganzen Firma gedemütigt. Sie werden jedes Bild einem Hauptthema Ihrer Sorgen zuordnen können: Ihre Familie, die Sicherheit des Arbeitsplatzes oder die Gesundheit. Erzeugen Sie für jede Sorge eine Beschreibung des Bildes, das Sie im Kopf haben. Formulieren Sie dieses so detailliert wie möglich, so als ob es tatsächlich geschehen würde. Schildern Sie die Situation, die Sie sich vorstellen, zusammen mit Ihren körperlichen Reaktionen der Angst (Übelkeit, Herzrasen oder Atemnot). Welche Bedeutung schreiben Sie der Situation zu? Zunächst ein Beispiel für ein solches beschreibendes Bild: «Beim jährlichen Mitarbeitergespräch sagt mein Chef, dass meine Arbeit ungenügend ist, dass ich zu langsam bin und zu viele Fehler mache. Ich werde entlassen und kann mir meine Wohnung nicht mehr leisten. Ich werde keine neue Bleibe finden und auf der Straße leben müssen. Ich fühle mich schwach, zerbrechlich und desorientiert. Ich glaube, dass dies geschehen ist, weil ich Mist gebaut habe und inkompetent bin. Mein Schicksal ist vorprogrammiert.»

Sie haben in der Therapiestunde verschiedene angstbehaftete Bilder gesammelt und aufgelistet. Vielleicht treten während der Woche weitere Bilder auf. (Bildbeschreibung, folgende Seite).

Sie können mehrere Bilder generieren und immer tiefer gehen. Beurteilen Sie jetzt auf einer Skala von 0 bis 100 den Stress, den Sie empfinden, wenn Sie die Bilder erleben. Wenn Sie diese immer wieder von neuem betrachten, werden Sie vielleicht Unerwartetes bemerken. Sie werden lernen, dass die seelische Belastung, welche durch die Bilder ausgelöst wird,

Bildbeschreibung

Bild 1:

Situation:

Angstreaktion:

Bedeutung:

nach jeder Konfrontation leicht abnimmt und dass es «nur» Bilder sind. Die wiederholte Konfrontation wird den Bildern die bedrohliche Bedeutung nehmen. So ist etwa das Bild eines Autounfalls nur belastend, wenn Sie auch wirklich glauben, dass der Autounfall geschehen wird oder dass er das Resultat Ihrer eigenen Unfähigkeit ist. Wenn Sie sich das Bild immer wieder vorstellen, so werden Sie lernen, dass es nicht Ihrem zukünftigen Schicksal entspricht. Wenn Sie sich darüber hinaus fragen, was *nach* einem solchen *Worst-Case-Szenario* geschieht, ermöglicht Ihnen dies, über wahrscheinliche Folgen nachzudenken. Im Zusammenhang mit dem Bild «Entlassen werden» werden Sie also ermutigt, sich nicht nur dieses schreckliche Ereignis vor Augen zu führen, sondern auch das, was danach folgt: Sie werden aufgefordert, sich bildhaft vorzustellen, was in einer Woche, in sechs Monaten und ein Jahr später geschehen wird.

Konfrontation mit bildhaften Sorgenszenarien

Die Konfrontation mit den von Ihnen erstellten bildhaften Sorgenszenarien erfolgt in mehreren Schritten. Folgen Sie den Instruktionen erst, wenn Sie die Imagination mit angenehmen Szenen geübt haben.

1. Beginnen Sie mit demjenigen Bild, das Ihnen am wenigsten Angst macht. Lesen Sie Ihre Beschreibung, lehnen Sie sich zurück, schließen Sie die Augen und versuchen Sie, sich das Szenario so vorzustellen, als ob es jetzt tatsächlich eintrifft. Zum Beispiel können Sie das Bild haben, dass Ihr Ehepartner beim Autofahren ohnmächtig wird. Stellen Sie sich szenisch vor, wie Ihr Ehepartner ohnmächtig wird, wie das Auto zu schlittern beginnt, wie der Autounfall entsteht. Was hören Sie? Was sehen Sie? Was riechen Sie? Vergewissern Sie sich gleichzeitig, wie Sie untätig zu Hause sitzen. Wie fühlen Sie sich? Was denken Sie? Vielleicht denken Sie, dass Sie schuld sind und dass Sie es besser hätten wissen müssen, als Sie den Partner so spät nach der Arbeit nach Hause haben fahren lassen. Stellen Sie sich die Szene nochmals vor, als ob sie jetzt gerade geschieht, und beurteilen Sie Ihre Angstempfindung und die Bedeutung, die Sie der Situation zuschreiben. Versuchen Sie, das Gefühl der Angst möglichst wachzurufen, so dass Sie voll und ganz im Bild aufgehen.

2. Beurteilen Sie nach etwa 30 Sekunden die «Lebendigkeit» oder Klarheit des Bildes und das Maximum der Angst, die Sie erlebt haben, auf einer 0- bis 100-Punkte-Skala (hierzu verwenden Sie die untenstehende Tabelle «Konfrontation mit Sorgenszenarien»). Null bedeutet, dass kein Bild zustandegekommen ist und keine Angst hervorgerufen wurde; hundert bedeutet, dass ein sehr lebendiges Bild extreme Angst verursacht hat.
3. Wenn das Bild noch nicht klar ist, verbringen Sie noch einige Minuten damit, sich die Situation vorzustellen. Versuchen Sie sich als Teilnehmer der Situation zu sehen (und nicht als Beobachter), und konzentrieren Sie sich auf Ihre Angstreaktion und die Emotionen, die Sie in dieser Situation erleben. Es könnte sein, dass das Bild unklar bleibt, weil es nicht beängstigend ist. Falls dies der Fall ist, so wählen Sie das nächste Szenario auf Ihrer Liste. Eventuell bleibt das Bild auch deshalb vage, weil es zu schrecklich ist und Ihr Gehirn Sie daran hindert, das Gefürchtete zu erleben. Falls dies der Fall ist, so machen Sie mit der Exposition *in der Gewissheit* weiter, dass es nur ein Bild ist, und konzentrieren Sie sich auf die Erfahrung, dass die beängstigende Situation nicht wahr wird, indem Sie daran denken.
4. Sobald ein lebendiges Bild entstanden ist, das Angst verursacht, beobachten Sie das Bild achtsam für fünf Minuten. Schließen Sie die Augen und versuchen Sie, sich das Szenario so vorzustellen, als ob es jetzt tatsächlich geschähe. Sie können auch einen Wecker stellen, damit Sie wissen, wann die fünf Minuten abgelaufen sind. Wenn Sie sich das Ereignis vorstellen, lassen Sie die Emotionen zu, die Sie dabei erleben. Versuchen Sie nicht, das Bild oder Ihre Emotionen zu verändern, sondern fordern Sie Ihre Emotionen dazu heraus, möglichst maximal zu werden. In diesem Stadium ist es wichtig, sich mit dem Bild und den damit verbundenen Emotionen voll und ganz zu konfrontieren. Die Folge der wiederholten Exposition wird sein, dass sich der emotionale Stress und die Bedeutung, die Sie dem Bild zuschreiben, ändern. Wenn Ihre Gedanken abgelenkt werden, so richten Sie Ihre Aufmerksamkeit wieder auf die vorgestellte Situation. Achten Sie dabei auf die emotionale und körperliche Reaktion und die Bedeutung, die Sie der Situation zuschreiben. Beobachten Sie, welche Emotionen Sie empfinden, wenn Sie das Szenario erleben.

5. Nachdem Sie sich fünf Minuten in die Situation hineinversetzt haben, wenden Sie Ihre Aufmerksamkeit auf die Ein-Schritt-Entspannung. Nehmen Sie mehrere langsame Atemzüge, wiederholen Sie die Worte «Ich bin entspannt» bei jedem Ausatmen und lassen Sie Ihren Körper in einer angenehmen Position entspannen. Stellen Sie sich anschließend die folgenden Fragen:
   - Wenn ich mir dieses Bild vorstelle, wird es dann wahr werden?
   - Wenn das vorgestellte Ereignis auftreten sollte, was könnte ich tun, um damit umzugehen?
   - Habe ich die Bedeutung des Ereignisses aufgebauscht?
   - Welches ist die realistische Wahrscheinlichkeit, dass dieses Ereignis eintritt?

   Indem Sie sich diese Fragen stellen, werden Sie realistischere Interpretationen und Lösungsmöglichkeiten entwickeln. Behalten Sie dabei im Hinterkopf, dass dies nur eine Vorstellung, ein Bild ist. Werden Sie sich bewusst, dass Sie sich in eine Angstsituation hineinbegeben, aber auch wieder hinausgehen können. Vergewissern Sie sich, dass Sie dieses Hineinbegeben und Hinausgehen zu einem guten Teil selbst gesteuert haben. Werden Sie sich bewusst, dass sich während des Angsterlebens Ihre momentane Situation nicht verändert hat. Es lief ein mentaler Film ab, Ihre aktuelle Situation (in Entspannung auf einem Stuhl sitzend) wird deshalb nicht gefährlicher.
6. Sobald Sie die Entspannung abgeschlossen und die Fragen beantwortet haben, wiederholen Sie die Imaginationsübung. Bewerten Sie die Lebendigkeit des Bildes und das Ausmaß der Angst, welche durch das Bild hervorgerufen wurde. Wenn Sie ein lebendiges Bild hervorrufen konnten, das mindestens ein wenig Angst in Ihnen ausgelöst hat, so stellen Sie sich die Situation weitere fünf Minuten vor. Aber dieses Mal konzentrieren Sie sich nicht nur auf das Ereignis, sondern darauf, was am nächsten Tag, in der nächsten Woche oder im nächsten Monat geschehen könnte. In anderen Worten: Stellen Sie sich vor, wie Sie mit dem negativen Ereignis umgehen werden. Imaginieren Sie sich selbst, Ihre Person, beispielsweise eine Woche nachdem Sie Ihren Job verloren haben und einen Monat später, versuchen Sie sich auch hier möglichst die übelsten Szenarien vorzustellen. Begeben Sie sich im Anschluss wieder in die Ein-Schritt-Entspannung, und stellen Sie sich

selbst die vorhin aufgelisteten Fragen. Möglicherweise werden Sie bemerken, dass der emotionale Stress nachlässt und somit auch Ihre Fähigkeit, sich das Ereignis vorzustellen. Dies ist zu erwarten, weil die Lebendigkeit der Bilder von der erlebten emotionalen Intensität abhängig ist. Je mehr Sie sich mit diesen Bildern konfrontieren, desto weniger beängstigend werden sie, und folglich verlieren sie auch an Lebendigkeit.

7. Wiederholen Sie die Übung so lange, bis Ihre Angst deutlich gesunken ist. Versuchen Sie, möglichst viel Geduld und Gelassenheit zu mobilisieren, und vermeiden Sie, die Übung vorzeitig abzubrechen. Es kann sein, dass Sie dafür mehrere Durchgänge brauchen. Wichtig ist, dass Sie sich immer wieder in die *Worst-Case-Szenarien* begeben und sich dabei nicht schonen, das ultimativ Schreckliche zu erleben. Zentral ist, dass Sie das Wechselspiel von Hineinbegeben und Hinausgehen ganz bewusst vollziehen.

Im Anschluss können Sie sich bestätigen, dass Sie dem Drachen wirklich ohne Wenn und Aber präzis in den Rachen geschaut haben. Sie haben Ihre Ängste überwunden und das Schreckliche besiegt. Dieses mögliche Glücksgefühl und vielleicht sogar ein klein wenig Stolz dürfen Sie in vollen Zügen genießen! (Konfrontation Beispiel, Seite 124; Konfrontation persönlich, Seite 125).

Mögliche Schwierigkeiten bei der Konfrontation mit bildhaften Sorgenszenarien

Die folgende Liste enthält mögliche Schwierigkeiten, die bei der Konfrontation auftauchen können:

1. Manchmal ist es schwer, sich das *Worst-Case-Szenario* lebhaft vorzustellen, weil Sie sich vor diesem Bild fürchten, Sie noch nicht genug Übung haben oder weil Sie eine Vorstellung gewählt haben, die nicht genug Angst erzeugt. Wenn Sie sich vor dem Szenario fürchten, denken Sie daran, Fakten nicht mit Vorstellungen zu verwechseln. Sich bewusst auf eine Vorstellung einzulassen, heißt nicht, dass dieses

Beispiel: Konfrontation mit Sorgenszenarien

Datum	Bildbeschreibung (Stichwort)	«Lebendigkeit» des Bildes (0–100)	Maximum der Angst (0–100)
Montag, 5.10.	Ehemann stirbt	95	85
Dienstag, 6.10.	Ehemann stirbt	90	70
Mittwoch, 7.10.	Ehemann stirbt	80	40
Donnerstag, 8.10.	Ehemann stirbt	70	20
Freitag, 9.10.	Auf der Straße leben	90	80
Samstag, 10.10.	Auf der Straße leben	80	40
Montag, 12.10.	Auf der Straße leben	70	25

Ereignis auch in Realität geschehen wird. Erinnern Sie sich daran, dass mit jeder Wiederholung die Angst abnimmt. Falls Sie Schwierigkeiten mit der Imagination im Allgemeinen haben, so üben Sie mit angenehmen Szenarien, indem Sie sich auf die verschiedenen Empfindungen konzentrieren, welche mit der Vorstellung assoziiert sind. Wenn sich kein lebhaftes Bild entwickelt, weil es nicht genug Angst erzeugt, so wählen Sie ein anderes, welches mehr Angst oder Stress auslöst.

2. Manchmal ist das Imaginationsverfahren nicht wirksam, weil die Vorstellung zu allgemein ist. Beschreiben Sie das Bild in Ihrem Kopf so genau wie nur möglich. Wenn Sie das Bild «Zukunft» fürchten, können Sie es sich spezifischer vorstellen, wenn Sie an die Zeit in fünf Jahren denken, wenn Sie arbeitslos sind, kein Geld haben, Ihr Haus verloren haben, etc.

Konfrontation mit Sorgenszenarien

Datum	Bildbeschreibung (Stichwort)	«Lebendigkeit» des Bildes (0–100)	Maximum der Angst (0–100)

3. Oft erzeugen Bilder nur wenig oder gar keine Angst. Dies kann vorkommen, wenn das Bild nicht lebhaft genug vorgestellt wird (Lebhaftigkeit kann durch Übung und die Bereitschaft, die Angst auszuhalten, intensiviert werden). Es kann auch sein, dass das Verfahren Ihnen schon geholfen hat, Ihr Problem objektiver zu betrachten. Dies ist der Fall, wenn Sie sich sagen, dass dieses Ereignis wahrscheinlich nicht auftreten wird, dass Sie damit umgehen können, falls es auftritt, oder dass die Vorstellung wirklich nur eine Vorstellung ist und keine Realität. Wenn dies der Fall ist, dann haben Sie erreicht, was Sie erreichen wollten, und können mit dem nächsten Szenario fortfahren. Seien Sie jedoch absolut sicher, dass Sie das Bild nicht bloß vermeiden wollen, weil es Ihnen Angst macht.
4. Ferner kann das Problem auftreten, dass Sie möglicherweise keine oder nur eine geringe Abnahme der Angst verspüren. Dies geschieht, wenn sich das Bild ständig ändert. Versuchen Sie, so lange im gleichen Bild zu verweilen, bis die Angst abnimmt, und wechseln Sie erst dann zum nächsten Szenario.
5. Das Sich-Vertiefen in Bilder erzeugt manchmal nicht genügend emotionalen Stress. Daher ist zuweilen ein realer Auslöser nötig, wie z.B. das Lesen von Artikeln in Zeitungen, Zeitschriften oder dem Internet. Diese Medien strotzen vor Berichten über Tod, Autounfälle, Raubüberfälle etc. Nun ist es an der Zeit, dass Sie Ihre Ängste überwinden. Suchen Sie nach Zeitungsartikeln oder Filmausschnitten (bei YouTube), welche Ihren katastrophalen Bildern und Szenarien ähnlich sind, und verwenden Sie diese, um die Vorstellungen zu intensivieren, vor denen Sie sich fürchten.
6. Es könnte sein, dass Sie sich bei dieser Übung vor schmerzhaften Gefühlen, Bildern und Situationen fürchten, die Sie in der Vergangenheit erlebt und von denen Sie sich geschworen haben, diese nie mehr erleben zu müssen. Wenn Sie eine solche Furcht haben, sprechen Sie diese in der Therapie ruhig an, das kann Ihnen Sicherheit geben. Diese Szenarien können dann, im Gegensatz zu den oben genannten Zukunftsbefürchtungen, auch ganz realen Erlebnissen in der Vergangenheit entsprechen (beispielsweise das Wiedererleben eines Autounfalls oder einer Vergewaltigung oder körperlichen Misshandlung). Falls dies bei Ihnen zutrifft, erleben Sie diese traumatischen Bilder

vielleicht sehr intensiv. Versuchen Sie in diesem Fall, Ihre Sprachlosigkeit zu durchbrechen. Im Rahmen der Therapie sind solche Erlebnisse kein Tabu. Vergewissern Sie sich, dass Sie momentan in Sicherheit sind. Sie dürfen diese traumatischen Erlebnisse in der Therapie ansprechen, genau dafür ist sie da.

Themenblock 9: Verhaltensänderungen und Verhaltensexperimente

Ziele:

- Veränderungen herausarbeiten
- Kurze Entspannung anwenden, wenn Angstgefühle aufkommen
- Verhaltensveränderungen konkretisieren und angehen

Veränderungen herausarbeiten

Haben Sie sich in der letzten Woche verstärkt mit Ihren Sorgenszenarien konfrontiert? Es ist möglich, dass Ihr Angstlevel oder die Anzahl Angstzustände aufgrund dieser Übung angestiegen sind, da Sie sich Ihre größten Ängste vor Augen führen mussten. Dies wird sich aber wieder umkehren: Je weniger bedrohlich Sie die Szenarien bewerten – weil Sie merken, dass es «nur» Szenarien sind –, desto weniger Angst werden Sie empfinden.

Haben Sie Entspannung in möglichst vielen verschiedenen Situationen angewendet, wenn Angstgefühle aufgekommen sind? Entspannung kann sich allerdings nur erschwert einstellen, wenn Sie sich beispielsweise Vorwürfe machen, dass Sie sich nicht auf Anhieb entspannen können, oder sich abverlangen, dass Sie sich nun total entspannen müssten, da sonst alles in einer Katastrophe enden würde. Es ist etwas paradox, wenn sie sich beim Versuch zu entspannen etwas darin verbeißen, so werden Sie sich fast sicher nicht entspannen können. Denken Sie daran, Entspannung ist gut für die Beruhigung, aber nicht lebensnotwendig. Der nächste und letzte Schritt dieser Übung ist es, die Übung immer dann zu machen, wenn Anspannung oder Angstgefühle aufkommen. Sie haben diese Methode in entspannter wie auch in hektischer Umgebung angewendet. Nun sollten Sie Entspannung immer dann anwenden, wenn Sie sich angespannt fühlen. Egal ob bei der Arbeit, im Auto oder wenn Sie Ihre Kinder ins Bett bringen. Wenn Sie spüren, dass sich Ihre Muskeln anspannen, atmen Sie ein paar Mal langsam und tief ein und aus, sagen Sie beim Ausatmen zu sich selbst «Entspannung» und lassen Sie die körperliche Anspannung verfliegen. Da der Kreislauf der Angst und der Anspannung dadurch kurz unterbrochen wird, kann hilft Ihnen, die Dinge, mit denen Sie sich gerade beschäftigen, aus einer leicht anderen Perspektive zu sehen. Vielleicht lassen sich in einem solchen Moment die zuvor aufgeschäumten Sorgenszenarien etwas relativieren: Um was mache ich mir eigentlich Sorgen? Wie stehen die Chancen, dass es wirklich passiert? Was ist das Schlimmste, das passieren könnte? Wie würde ich damit umgehen, wenn es wirklich passieren würde?

Konfrontation mit Sorgenszenarien

Wenden Sie für die verbleibenden Szenarien auf Ihrer Liste die Methode aus dem letzten Themenblock an. Stellen Sie sich vor, das Schlimmste würde eintreffen, beschreiben Sie die Situation, Ihre körperlichen Reaktionen und die Bedeutung, die Sie der Situation zukommen lassen. Bewerten Sie nach 30 Sekunden die Lebendigkeit der Bilder und die Angst, die Sie dabei empfinden. Wenn die Bilder lebendig genug sind, stellen Sie sich während fünf Minuten vor, dass das Ereignis wirklich passiert. Wenn Ihre Gedanken während dieser Zeit abschweifen, konzentrieren Sie sich wieder auf die Situation, Ihre Reaktionen und die Bedeutung, die Sie der Szene beimessen. Schließen Sie Ihre Augen und stellen Sie sich vor, dass das Szenario wirklich passiert. Beginnen Sie nach fünf Minuten mit der Entspannungsübung und gehen Sie die Fragen durch, die im letzten Kapitel gestellt wurden: Wird dieses Ereignis wirklich eintreffen, nur weil ich es mir vorgestellt habe?

Wie würde ich damit umgehen, wenn das Ereignis eintreffen würde?

An welchem Punkt bausche ich dieses Ereignis zu sehr auf?

Wie stehen die realistischen Chancen, dass dieses Ereignis tatsächlich eintrifft?

Wiederholen Sie danach die Fünf-Minuten-Übung noch zweimal. Stellen Sie sich dabei vor, wie Sie damit umgehen würden, wenn das negative Ereignis tatsächlich einträfe. Das Ziel ist, dass sich die emotionale

Belastung dabei verringert und Sie lernen, dass es sich um ein Sorgenszenario handelt, dessen Eintreffen nicht sehr wahrscheinlich ist und das Sie andernfalls irgendwie bewältigen könnten.

Angstverhalten

Ihre Sorgen und Ängste unter Kontrolle zu halten, kann Ihr Verhalten im Alltag deutlich einschränken. Angstverhalten dient dazu, das Eintreffen von negativen Ereignissen zu verhindern und Sie davon abzuhalten, sich *fürchten* zu müssen. Obwohl diese Verhaltensweisen zum Teil klein und unbedeutend erscheinen, können sie eine große Rolle dabei spielen, Ihre Ängste und Sorgenketten aufrechtzuerhalten. Wenn Sie diese Verhaltensweisen ständig benutzen, um «sich und Ihre Familie zu beschützen», um das Eintreffen von Befürchtetem zu minimieren oder Bestätigung zu erhalten, geben Sie sich nie die Chance, den Umgang damit zu lernen. Zugleich bemerken Sie gar nicht, dass Ihre Befürchtungen nicht eintreffen. Durch Ihren unbedingten Gehorsam Ihren Ängsten gegenüber können sich vielmehr Ihre Sorgen verstärken. Sie begeben sich schon gar nicht mehr in Situationen, in welchen Ihre Sorgen entkräftet werden könnten. Sie arbeiten z. B. jeden Tag bis in die Nacht hinein, damit Sie am nächsten Tag davor geschützt sind, nicht alles geschafft zu haben. Oder Sie wollen keine Verantwortung übernehmen, aus Angst, diese Verantwortung könnte Ihnen Sorgen bereiten. Oder: Sie versichern sich während eines Tages immer wieder, dass es den Familienangehörigen gut geht.

Natürlich gibt es Sicherheitsüberprüfungen und Vermeidungsverhalten, die sehr wichtig und lohnenswert sind: Wenn Sie an einer gefährlichen Straße wohnen, ist es sinnvoll, die Kinder nicht allein spielen zu lassen. Wohnen Sie hingegen an einer sicheren Spielstraße, so ist es nicht nötig, die Kinder rund um die Uhr im Auge zu behalten, es genügt, dass Sie «ein Ohr auf sie gerichtet haben». Dasselbe gilt, wenn Ihre Familienangehörigen kerngesund sind. Dann ist es nicht nötig, sich immer wieder nach ihnen zu erkundigen. Und es ist wahrscheinlich auch nicht nötig, Ihr Haus immer auf Hochglanz zu halten, um zu verhindern, dass Sie von unerwarteten Besuchern verurteilt werden.

In der Therapiesitzung haben Sie möglicherweise über verschiedene Verhaltensmuster gesprochen, die Sie als übertrieben einstufen. Auf der Grundlage dieser Verhaltensmuster können Sie Verhaltensübungen entwickeln, die dafür bestimmt sind, das Angstverhalten zu durchbrechen. Ein typisches Beispiel ist Folgendes: Ihr Angstverhalten ist, dass Sie bei Terminen immer zu früh kommen – aus Angst sich zu verspäten. In diesem Fall wäre Ihre Aufgabe, genau pünktlich zum Termin zu erscheinen (und nicht zu früh). Oder nur noch einmal pro Tag an Ihre Partnerin / Ihren Partner eine SMS zu verschicken, um zu erfahren, wie es ihm/ihr geht. Oder Ihren Sohn bei seinem Freund übernachten zu lassen. Oder das Haus so zu verlassen, dass mindestens *etwas* noch nicht erledigt ist.

Die Ziele der Verhaltensexperimente sind:

- Unvollkommenheit zu akzeptieren,
- auszuhalten, nicht alles kontrollieren zu müssen,
- damit klarzukommen, sich für Ereignisse nicht verantwortlich zu fühlen, die wahrscheinlich gar nie eintreffen werden,
- sich bewusst zu werden, dass es menschlich ist, Fehler zu machen,
- zu lernen, dass die befürchteten Dinge weniger schlimm sind als erwartet,
- zu merken, dass Sie mit den befürchteten Dingen besser umgehen können als erwartet.

Die Verhaltensexperimente werden Ihnen helfen, diese Ziele zu erreichen. Beginnen Sie mit einer «einfacheren» Verhaltensänderung. Machen Sie diese Übung so oft wie nötig, damit Ihre Angst merklich sinkt. Es kann z. B. sein, dass Sie fünf Tage hintereinander üben müssen, nicht im Internet die Verkehrsunfälle zu prüfen, bis die Angst vor der Ungewissheit deutlich gesunken ist. Ihre Angst wird mit dem Wiederholen der Übung abnehmen, da Sie lernen, dass Ihre Angst unbegründet ist. So können Sie Beweise sammeln und damit die Möglichkeit des Eintreffens neu beurteilen. Ihre Sorgen werden so entdramatisiert.

Sie können die Aufgabe vereinfachen, indem Sie die Ein-Schritt-Entspannung anwenden – wenn Sie z. B. plötzlich Angst bekommen, weil Sie wissen, dass Sie von der Arbeit nach Hause gegangen sind und nicht alles erledigt haben. In diesem Fall können Sie die Ein-Schritt-Entspannung anwenden und abschätzen, wie groß die Chance ist, dass Sie durch Ihr Verhalten negative Konsequenzen provozieren (dass Ihr Chef Sie fragt, wieso das Projekt noch nicht abgeschlossen ist). (Angstverhalten Beispiel, Seite 134; persönliches Angstverhalten, Seite 135).

Verhaltensexperimente durchführen

Gehen Sie für jede Verhaltensänderung wie folgt vor:

1. Denken Sie über die praktischen Aspekte der Verhaltensänderung nach: Was müssen Sie tun und was nicht? Wie werden Sie es tun und wie nicht? Das Ganze kann einiges an Planung und Überwindung abverlangen, zum Beispiel, einen Freund/eine Freundin zu bitten, auf Ihre Kinder aufzupassen, eine Party vorzubereiten etc. Zusätzlich sollten Sie Ihre Familie und Freunde informieren, wenn die Verhaltensänderungen auch sie betreffen. Besprechen Sie gegebenenfalls mit Ihrem Mann/Ihrer Frau, dass Sie ihn oder sie nicht mehr täglich anrufen werden.
2. Bedenken Sie, dass Ihnen aufgrund der Verhaltensänderung besorgniserregende Gedanken in den Sinn kommen werden. Denken Sie auch darüber nach, wie Sie mit diesen Sorgen umgehen werden. Bereiten Sie sich auf jeden Fall darauf vor, um mit den beunruhigenden Gedanken – den Konsequenzen der Verhaltensänderung – klarzukommen.
3. Üben Sie jede Verhaltensänderung so oft wie notwendig, damit Ihre maximale Angst deutlich sinkt. Je nach Aufgabe sind Sie vielleicht in der Lage, diese schnell hintereinander zu wiederholen. Die Kinder oder andere Familienmitglieder nur einmal pro Tag anzurufen kann jeden Tag geübt werden. Andere Aufgaben, wie z. B. Gäste einzuladen oder einen Babysitter für die Kinder zu organisieren, müssen über eine längere Zeit geplant werden, vielleicht ein- bis zweimal pro Woche. So können Sie mehrere Aufgaben auf einmal in Angriff nehmen, anstatt zu warten, bis Sie eine Aufgabe abgeschlossen haben. Sie können einerseits am Abend ein Durcheinander an Ihrem Arbeitsplatz hinterlassen und gleichzeitig Ihrem Vorgesetzten eine Frage stellen, die Sie

Beispiel: Angstverhalten

Angstverhalten	Unbesorgtes Verhalten	Angst 0–100
Meine(n) Mann/Frau mehrmals pro Tag anrufen	Mann/Frau nur einmal pro Tag anrufen	50
Vor allen anderen bei der Arbeit sein	Zur gleichen Zeit wie die anderen da sein	75
Nach allen anderen nach Hause gehen	Vor allen anderen nach Hause gehen	85
Meinem Kind (Teenager) verbieten, bei Freunden zu übernachten	Für mein Kind eine Übernachtung organisieren	60
Jeden Morgen das Haus putzen, falls unangemeldete Gäste kämen	Das Haus verlassen, ohne zu putzen	40
Bei der Arbeit nie etwas delegieren	Einen Auftrag delegieren	80
Meine Familie und Freunde bei Entscheidungen um Rat bitten	Entscheidung treffen ohne Rat von anderen	90
So viel Information wie möglich sammeln, bevor ich eine Entscheidung treffe	Eine Entscheidung treffen ohne viel Information	85

Angstverhalten

Angstverhalten	Unbesorgtes Verhalten	Angst 0–100

lange hinausgeschoben haben. Normalerweise ist es aber besser, mit einer weniger beunruhigenden Veränderung zu beginnen und sich dann zu steigern.

Wenn Ihr Verhalten wäre, sich im Internet über die aktuelle Verkehrslage zu informieren, um sich zu vergewissern, dass Ihr Mann in Sicherheit und in keinen Verkehrsunfall verwickelt ist, dann wäre nun Ihre Aufgabe, nicht mehr die Internetseite zu konsultieren bzw. als Zwischenschritt die Zahl der Konsultationen zu reduzieren. Wenn Sie jeden Abend bis spät in die Nacht arbeiten, um alles zu erledigen, wäre Ihre Aufgabe, nach Hause zu gehen, ohne Ihren Schreibtisch aufzuräumen und alles zu erledigen. Wenn Sie keine Freunde zu Ihnen nach Hause einladen, weil Sie Angst haben, sie könnten sich langweilen, wäre Ihre Aufgabe, Freunde einzuladen. Wenn Sie kein neues Auto kaufen, obwohl Ihr jetziges Auto in einem sehr schlechten Zustand ist und Sie sich ein neues leisten könnten, wäre Ihre Aufgabe, Maßnahmen zu ergreifen, um ein neues Auto zu kaufen, und sich dadurch Ihrer Angst – Entscheidungen zu treffen – stellen. Wenn Sie für den Kauf eines Gegenstandes enorm viel Information einholen und verschiedene Leute um Rat fragen, aus Angst, eine falsche Entscheidung zu treffen, dann wäre Ihre Aufgabe, den Gegenstand ohne viel Information und Ratschläge zu kaufen. Führen Sie auf dem obenstehenden Formular neben jedem Angstverhalten ein entsprechendes «unbesorgtes Verhalten» auf. Ordnen Sie das unbesorgte Verhalten auf einer Skala von 0–100 ein, je nachdem, wie groß die Angst Ihrer Meinung nach sein wird, wenn Sie unbesorgt handeln. Wie immer bedeutet 0 keine Angst, 50 moderate Angst und 100 extreme Angst.

Wahrscheinlich ist Ihre erste Reaktion auf diese Vorschläge «Das schaffe ich kaum. Was, wenn etwas Schreckliches passiert?». Ihr Zögern ist genau der Grund dafür, warum es so wichtig ist, diese Verhaltensänderungen einzubringen. Es bedeutet, dass Sie die Möglichkeit des Eintreffens negativer Ereignisse immer noch überschätzen oder dass Sie immer noch glauben, die Konsequenzen von solchen nicht bewältigen zu können. Beurteilen Sie die Wahrscheinlichkeit, dass das Befürchtete wirklich eintreffen wird. Beurteilen Sie auch Ihre Fähigkeit, mit dem negativen Ereignis umgehen zu können, wenn es einträte, bevor Sie Ihr Verhalten geändert haben. Wenn Sie Ihr Verhalten einige Male geändert haben, werden Sie lernen, dass, was immer Sie auch beunruhigt, entweder nicht eintreffen wird oder Sie mit den Konsequenzen besser umgehen könnten als befürchtet. Die Ziele sind:

- Unvollkommenheit zu akzeptieren,
- aufzuhören alles kontrollieren zu wollen,
- aufzuhören sich für Ereignisse verantwortlich zu fühlen, die wahrscheinlich gar nicht eintreffen werden und
- sich bewusst zu werden, dass es menschlich ist, Fehler zu machen.

Diese Übung wird Ihnen helfen, diese Ziele zu erreichen.

Beginnen Sie mit der Verhaltensänderung, die Ihnen am wenigsten Angst macht. Machen Sie diese Übung so oft wie nötig, damit Ihr Angstlevel auf der Skala von 0–100 auf mindestens 25 sinkt. Es kann zum Beispiel sein, dass Sie fünf Tage hintereinander üben müssen, nicht die Internetseite zu konsultieren und nach Unfällen zu fragen, bis die Angst vor der Ungewissheit auf ein tiefes Level gesunken ist. Wie in den Übungen zuvor ist es sehr wahrscheinlich, dass Ihre Angst mit dem Wiederholen der Übung abnimmt. Sie können alternative Argumente sammeln, um Ihre Sorgen zu entdramatisieren. Sie können die Aufgabe vereinfachen, indem Sie Entspannung und die Strategien des realistischen Denkens anwenden. Es kann hilfreich sein, diese Übungen zu protokollieren und so die Veränderungen im Nachhinein eindeutig festzustellen. (Verhaltensänderungen Beispiel, Seite 138; persönliche Verhaltensänderungen, Seite 139).

Mögliche Schwierigkeiten

Folgende Schwierigkeiten können bei Verhaltensänderungen auftreten:

1. *Zögern.* Verhaltensänderungen können mit Argumenten der folgenden Art aufgeschoben werden: «Ich werde es nächste Woche machen». Hinterfragen Sie die Gründe für das Zögern. Vielleicht empfinden Sie, dass die Veränderung zu aufwendig und dass es leichter ist, alles beim Alten zu lassen. Natürlich sind Verhaltensänderungen anstrengend und können Ihre Angst erhöhen. Beachten Sie jedoch: Viele kleine Schritte können zum Erfolg führen. Langfristig gesehen

Verhaltensänderung

Datum	Verhaltensänderung	max. Angst (0–100)
Montag, 11.02.12	Den Ehemann nur einmal anrufen	70
Dienstag, 12.02.12	Den Ehemann nur einmal anrufen	60
Mittwoch, 13.02.12	Den Ehemann nur einmal anrufen	30
Donnerstag, 14.02.12	Nicht der Letzte sein, der das Büro verlässt	60
Freitag, 15.02.12	Nicht der Letzte sein, der das Büro verlässt	40
Montag, 18.02.12	Nicht der Letzte sein, der das Büro verlässt	25
Dienstag, 19.02.12	Pünktlich (nicht vorzeitig) bei der Arbeit erscheinen	50

erobern Sie sich so Ihr Leben zurück. Ein anderer Grund für das Zögern kann sein, dass Sie Angst vor der Verhaltensänderung haben. Wenn das der Fall ist, lenken Sie Ihre Aufmerksamkeit wieder zurück auf das, was Ihnen Sorgen bereitet, auf die Wahrscheinlichkeit, dass etwas Befürchtetes auch wirklich eintritt und wie Sie damit umgehen würden.

2. *Unmittelbare Angst.* Möglicherweise kommen große Angstgefühle in Ihnen auf, wenn Sie die Übung machen, und Sie entscheiden sich dann, die Übung nicht mehr zu machen. Es ist gut möglich, dass Sie beim ersten Mal große Angst verspüren, da es sich anfühlen kann, als ob Sie sich auf negative Ergebnisse einstellten. Mit der Zeit wird die Angst aber abnehmen. Denken Sie daran: Schlussendlich ist es effektiver, etwas zu riskieren, als ständig in einem Zustand der Wachsamkeit zu leben und immer bereit für negative Ereignisse sein zu müssen. Risiken einzugehen, wird Ihnen helfen, sich im tatsächlichen Umgang mit negativen Ereignissen entspannter und sicherer zu fühlen.
3. *Unvorbereitet sein.* Eine ähnliche Schwierigkeit ist, nicht auf die Angst vorbereitet zu sein, die durch die Verhaltensänderung *kurzfristig* aus-

Verhaltensänderung

Datum	Verhaltensänderung	max. Angst (0–100)

gelöst wird. Um sich auf die Angst vorzubereiten, denken Sie vorab an all die möglichen Sorgen, die bei der Verhaltensänderung auftreten könnten. Nehmen Sie sich dann jede Angst einzeln vor und wägen Sie die reale Wahrscheinlichkeit des Eintreffens ab, überlegen Sie sich alternative Möglichkeiten und Wege, damit umzugehen.

4. *Knifflige Aufgaben.* Manchmal wird eine besonders knifflige und schwierige Verhaltensänderung in Angriff genommen. Beispielsweise ist eine Reise zu unternehmen, die Sie schon lange hinausschieben, diese ist aber nicht nur schwierig zu planen, sondern auch schwierig zu wiederholen. Es ist normalerweise besser, mit praktischen, alltäglichen Aufgaben zu arbeiten. Weiter: Fragen Sie sich in einer stillen Minute, inwieweit Sie Angst davor haben, dass Sie bei der überschaubaren Aufgabe scheitern könnten, ganz nach dem Motto: Lieber eine große Aufgabe in den Sand setzen als im Kleinen zu scheitern.
5. *Wenig oder keine Angst.* Dies kann der Fall sein, wenn Sie bereits einsehen, dass Sie die Möglichkeit des Eintreffens von negativen Ereignissen überschätzen. Das ist ein Zeichen des Erfolgs! Die Angst kann aber auch dann gering sein, wenn Sie die Übungen «sabotieren» und trotzdem kleine Sicherheitskontrollen machen oder kleine Veränderungen vermeiden. Zum Beispiel: Sie hinterlassen auf Ihrem Schreibtisch bei der Arbeit zwar ein Durcheinander, «sabotieren» die Aufgabe aber dadurch, dass Sie am nächsten Morgen vor allen anderen im Büro sind, um aufzuräumen. Achten Sie auf solche Sabotagen. Achten Sie ebenfalls auf Ihr Sicherheitsverhalten vor und während der Übung. Beispielsweise: Haben Sie ein Beruhigungsmittel (Temesta) eingenommen, bevor Sie mit der Übung begonnen haben?
6. *Keine Abnahme der Angst.* Wenn Ihre maximale Angst auch nach dem Wiederholen der Aufgaben nicht abnimmt, liegt es vielleicht daran, dass Sie in Ihren Gedanken immer noch an negative Resultate glauben. Ein Beispiel: Besucher haben sich nicht negativ darüber geäußert, dass das Haus nicht aufgeräumt war. Sie werden jetzt vielleicht denken, dass die Gäste nur nichts sagen wollten oder dass sie zwar nichts bemerkt haben, die nächsten Besucher es aber bemerken würden, etc. Diese Interpretation der Dinge ist genauso negativ und unrealistisch wie der Grund dafür, dass Sie zuerst überhaupt keine Gäste einladen wollten. Achten Sie auf solche Interpretationen.

Themenblock 10:
Umgang mit realen Problemen: Zeitmanagement und Brainstorming

Ziele:

- Veränderungen herausarbeiten und festigen
- Zeitmanagement und Prioritätensetzung lernen
- Das Aktivitätentagebuch beginnen
- Problemlösung mittels Brainstorming

Übersicht Ihrer Aufzeichnungen

Bis zu diesem Themenblock haben Sie geübt, verschiedene Ihrer ängstlichen Verhaltensweisen zu verändern. Falls Sie dies noch nicht geübt haben, so empfehlen wir Ihnen, sich die Zeit zu nehmen, um Verhaltensänderungen anzugehen.

Wenn Sie dies bereits getan haben, so fragen Sie sich nun, was Sie dabei gelernt haben. Möglicherweise haben Sie erfahren, dass Ihre ersten Vermutungen falsch waren und dass Ihr Sicherheits- oder Vermeidungsverhalten unnötig war. Falls Sie immer noch Gedanken haben wie «Was wäre, wenn..?» oder «Ich hatte Glück – es könnte immer noch passieren», dann sollten Sie weiterhin die Gültigkeit Ihrer Gedanken überprüfen. Vergessen Sie nicht, dass der Sinn dieses Therapieprogramms die *Kontrolle* der sorgenvollen Gedanken ist und *nicht,* die angemessenen Sorgen bei realen Gefahren zu beseitigen.

Vergewissern Sie sich der Veränderungen während der Therapie. Sind Ihre Bewertungen im Lauf der Zeit gesunken? Falls ja, nehmen Sie sich einige Minuten Zeit, um sich über die Veränderungen Gedanken zu machen, wie Sie jetzt auf Angst und Sorgen reagieren. Verstärken Sie Ihre Fortschritte, indem Sie sich für Ihre harte Arbeit belohnen, und gönnen Sie sich beispielsweise ein leckeres Abendessen, einen Film oder ein gutes Buch.

Mit Stress umgehen

Die häufigsten Ursachen von Stress sind das Gefühl, von Pflichten und Aufgaben überrannt zu werden, und der Umgang mit Krisen und Problemen, die von Zeit zu Zeit im alltäglichen Leben auftreten. Bei Personen, die sich momentan angespannt oder ängstlich fühlen, können Stress-Situationen die Angst noch verschlimmern. Aus diesem Grund widmen wir uns in diesem Themenblock Ihren Kompetenzen im Umgang mit alltäglichem Stress.

Zeitmanagement

Manche Personen übernehmen zu viele Aufgaben auf einmal – oft, weil sie sich persönlich für alles verantwortlich fühlen und wollen, dass alles perfekt ist. Zu viele Aufgaben gleichzeitig schaffen oft Spannung, Druck und Sorgen, dass nicht alles zur rechten Zeit erledigt wird. Möglichkeiten, mit dieser Art von Stress umzugehen, beinhalten das Verwenden von realistischen Denkstilen bei den Bedenken, was geschehen könnte, wenn nicht alles rechtzeitig fertiggestellt werden kann, sowie das Abgeben von unnötigen Aufgaben oder das Begrenzen der Zahl von Aufgaben, die Sie auf einmal bearbeiten.

Es gibt vier grundlegende Möglichkeiten, Ihre Zeit effizienter zu gestalten.

1. *Verantwortung abgeben*
   Möglicherweise können Familienmitglieder oder Arbeitskollegen einen Teil der Aufgaben für Sie übernehmen, die Sie momentan selbst erledigen. Fragen Sie beispielsweise Ihren Ehepartner oder Ihr Kind, ob es möglich wäre, auf dem Heimweg etwas in der Stadt zu holen, anstatt selbst den Umweg zu machen. Anstatt alle Mahlzeiten selbst zuzubereiten, können Sie Ihre Kinder fragen, ob sie Ihnen dabei helfen. Viele Patienten und Patientinnen trauen sich nicht, um Hilfe zu fragen, aus Angst vor einem Konflikt oder vor Ablehnung. Wenn sie aber fragen, so erhalten sie oftmals weit mehr Hilfe als erwartet. Falls Sie sich Sorgen darüber machen, dass andere die Arbeit nicht so gut erledigen wie Sie (dies könnte der Grund sein, warum Sie so viele Auf-

gaben haben), so versuchen Sie, diese Annahmen zu hinterfragen. Was wäre das Schlimmste, das geschehen könnte, wenn ein Brief nicht in derselben Weise geschrieben wäre, wie Sie ihn geschrieben hätten, oder wenn das Abendessen nicht so gut schmecken würde, wie wenn Sie es selbst zubereitet hätten? Fragen Sie sich außerdem, was geschehen könnte, wenn jemand herausfände, dass Sie nicht mehr alle Aufgaben übernehmen, wie Sie es einst getan haben.

2. *«Nein» sagen*
   Es besteht die Möglichkeit, dass Sie geplante und angefangene Aktivitäten nicht abschließen, weil Sie durch unerwartete Anfragen unterbrochen werden, denen Sie sich verpflichtet fühlen. Beispielsweise haben Sie geplant, einige Stunden im Garten zu arbeiten (was für Sie eine angenehme Tätigkeit ist). Sie werden von Ihrer Freundin angefragt, ob Sie einige Stunden auf ihr Baby aufpassen können, weil sie einkaufen gehen möchte. Unter solchen Umständen ist es sinnvoll, auch einmal «nein» zu sagen, und sich nicht darum zu kümmern, ob Sie die Freundin verletzen. Warum? Dafür gibt es mindestens zwei Gründe: Erstens hat Ihre Freundin Sie in der letzten Minute gefragt, und zweitens geht es nicht um Leben und Tod. Die Schwierigkeit, «nein» zu sagen, basiert oft auf der Angst, von anderen abgelehnt zu werden oder andere zu verärgern. Üblicherweise basieren solche Annahmen nicht auf Tatsachen. «Nein» zu sagen und Verantwortung abzugeben, stellen gute Möglichkeiten dar, Verhaltensexperimente durchzuführen und Verhaltensänderungen zu üben. Sie werden wahrscheinlich feststellen, dass andere nicht verletzt reagieren, wenn Sie «nein» sagen (außer Sie sagen es in einer unangemessenen oder aggressiven Art und Weise). Gelegentlich kann «nein» sagen auch zur Entwicklung von gegenseitigem Respekt zwischen zwei Menschen beitragen. Vielleicht ist Ihre Freundin sehr froh über Ihre Rückmeldungen. Versuchen Sie vermehrt, Ihren Standpunkt darzustellen und zu erläutern, statt einfach in voreiligem Gehorsam die Bedürfnisse der anderen in den Vordergrund zu stellen. Sie – aber auch Ihre Nächsten – dürfen zwischendurch auch «nein» sagen.
3. *Am Tagesplan festhalten*
   Häufig werden wir durch viele andere Aufgaben abgelenkt, wenn wir mit einer bestimmten Tätigkeit beginnen. Wenn Sie sich etwa vorge-

nommen haben, Ihre Dateien zu ordnen, könnten Sie sich spontan dazu entschließen, Ihr gesamtes Büro umzuräumen. Normalerweise ist es am effizientesten, bei der Aufgabe zu bleiben, die man begonnen hat. Versuchen Sie, schöne Dinge (den Abend zu genießen, mit lieben Menschen zusammenzusein oder am Wochenende abzuschalten) in ihren Tagesplan einzubauen und an diesen festzuhalten.

4. *Perfektionismus vermeiden*
   Es kann sein, dass Aufgaben aufgrund Ihres Perfektionismus so viel Zeit in Anspruch nehmen. In diesem Fall ist es wichtig, zu erkennen, dass die zu hohe Messlatte Ihr Leben nur noch schwieriger macht. Wir verwenden hierbei oft die 85 %-Regel. Wenn Sie üblicherweise zehn Stunden für die Vorbereitung eines Dokumentes verwenden, verwenden Sie diesmal nur 8,5 Stunden. Sie werden erkennen, dass das Dokument wahrscheinlich nicht dieselbe Qualität hat wie nach zehn Stunden Arbeit, aber seine Bedeutung ändert sich nicht. Diese Veränderung erfordert, dass Sie sich erlauben, Fehler zu machen, und Mangelhaftigkeit tolerieren.
5. Um sich über Ihr persönliches Zeitmanagement klar zu werden und es zu verbessern, empfiehlt sich zunächst ein Aktivitätentagebuch nach dem folgenden Muster. (Aktivitätentagebuch Beispiel, folgende Seite; persönliches Aktivitätentagebuch, Seite 146).

Prioritäten setzen

Selbst mit Anwendung des Zeitmanagements haben wir manchmal immer noch zu viele Dinge zu tun, ohne alles abschließen zu können. An diesem Punkt können Sie aufgeben und das Leben mit Stress und Angst akzeptieren, oder Sie können Prioritäten setzen. Es ist eine wichtige Fähigkeit, Prioritäten zu setzen und zu akzeptieren, dass gewisse Dinge einfach nicht erledigt werden *können*.

Prioritäten lassen sich für jeden Tag oder für eine längere Zeitspanne setzen. Machen Sie eine Liste mit Tätigkeiten die Sie an einem Tag erledigen möchten. Entscheiden Sie anschließend, wie wichtig das Erledigen dieser Tätigkeit ist. Bewerten Sie die Aufgaben mit einem A, B oder C. A-Aufgaben haben höchste Priorität. Diese Aufgaben müssen Sie unbe-

Beispiel für ein Aktivitätentagebuch

Aktivitätentagebuch — **Datum:** Sonntag 23.10.

Was habe ich heute erledigt?	Was habe ich geplant, aber nicht erledigt?	Was wollte ich machen, hatte aber keine Zeit dazu?
Tochter ins Training gebracht	neuen Pullover kaufen	einen Spaziergang machen
WC geputzt	Schreibtisch aufräumen	meine Schwester anrufen
der Tochter bei den Hausaufgaben geholfen	meine Mutter anrufen	zum Friseur gehen
Formulare für morgen vorbereitet		entspannen
Mahlzeiten vorbereitet		

dingt bis Tagesende erledigt haben. Es kann sein, dass Sie an gewissen Tagen keine A-Aufgaben haben. B-Aufgaben sind zwar wichtig, aber sie müssen nicht am selben Tag erledigt werden. Dies sind die häufigsten Aufgaben. Wenn sie nicht abgeschlossen werden, so können sie zu A-Aufgaben werden. C-Aufgaben können später einmal gemacht werden, sind aber für heute oder morgen nicht allzu wichtig.

Um Ihren Tag zu organisieren, können Sie folgenden Schritten folgen. Schreiben Sie als Erstes diejenigen Aktivitäten auf, die zu einer bestimmten Zeit stattfinden, wie Meetings oder das Abholen der Kinder von der Schule. Beginnen Sie anschließend, die A-Aufgaben in Ihren Zeitplan zu setzen. Überlegen Sie sich dabei, wie lange Sie ungefähr für jede Tätigkeit benötigen. Seien Sie flexibel für den Fall, dass Sie unerwartet unterbrochen werden. Planen Sie beispielsweise nicht zwei A-Aufgaben nacheinander, weil Sie gestört werden können oder doch mehr Zeit beanspruchen. Sie können dafür eine B- oder C-Aufgabe opfern, so dass Sie die A-Aufgabe beenden können, aber Sie können keine weitere A-Aufgabe opfern. Planen Sie mehr Zeit für die Aufgaben ein, als Sie zunächst vorhersagen würden. Bauen Sie

Beispiel für ein Aktivitätentagebuch

Aktivitätentagebuch Datum:

Was habe ich heute erledigt?	Was habe ich geplant, aber nicht erledigt?	Was wollte ich machen, hatte aber keine Zeit dazu?

Zeiten für unerwartete Ereignisse in Ihren Tagesplan ein. Platzieren Sie als Nächstes die B-Aufgaben in einige Zeitlücken. Planen Sie wiederum genügend Zeit ein, um die Aufgaben zu erledigen. Füllen Sie schlussendlich die restlichen Zeitfenster mit C-Aufgaben.

Die Prioritätenliste

1. Machen Sie eine Liste von Aktivitäten, die Sie an einem bestimmten Tag erledigen möchten.
2. Entscheiden Sie, wie wichtig es ist, die einzelnen Aufgaben an diesem Tag abzuschließen. Unterteilen Sie die Aufgaben in verschiedene Kategorien:
   A, sehr wichtige Aufgaben mit höchster Priorität;
   B, sehr wichtige Aufgaben, die bald erledigt werden müssen, aber nicht unbedingt heute; und
   C, wichtige Aufgaben, die irgendwann erledigt werden müssen, aber nicht so bald.
3. Organisieren Sie Ihren Tag, indem Sie jene Tätigkeiten als Erstes aufschreiben, die zu einer gewissen Zeit erledigt werden müssen, wie zum Beispiel die Kinder von der Schule abzuholen.
4. Platzieren Sie anschließend die A-Aufgaben so, dass Sie genügend Zeit und Flexibilität haben, um diese auch zu beenden.
5. Füllen Sie die anderen Zeitfenster mit B-Aufgaben, so dass Sie genügend Zeit und Flexibilität haben, um diese auch zu beenden.
6. Füllen Sie die restlichen Zeitfenster mit C-Aufgaben.
7. Haben Sie einen unregelmäßigen Tagesablauf, welcher verhindert, einen täglichen Aktivitätenplan zu erstellen, so machen Sie eine Liste mit A-, B- und C-Aufgaben für diesen Tag. Streichen Sie jede Aufgabe durch, sobald Sie sie erledigt haben.

Schauen wir uns das Beispiel von Susanne an, welche Schwierigkeiten mit dem Zeitmanagement und Prioritätensetzen hat. Sie fühlt sich von der Fülle der Aufgaben manchmal vollkommen überwältigt. Wie wir in Susannes Aktivitätentagebuch sehen können, ist ihr Tag stark ausgelastet, und sie arbeitet andauernd für die Familie oder ihre Arbeitsstelle. Allerdings sind einige der genannten Routinearbeiten nicht optimal abgestimmt. Zum Beispiel könnte Susanne ihre Kinder bitten, die Katzentoilette zu reinigen, und ihren Mann fragen, ob er das Frühstück zubereiten könnte. Auf diese Weise könnte sie einige Aktivitäten aus der dritten Spalte erledigen, etwa den Brief an ihre Schwester fertigschreiben. (Aktivitätentagebuch Susanne, folgende Seite).

Problemlösung durch Brainstorming

Auf dem Weg zu neuem Verhalten mit weniger Angst werden Ihnen mit Sicherheit diverse praktische Probleme begegnen. Brainstorming ist eine nützliche Technik, um mit Problemen und Krisen umzugehen. Wir stellen sie Ihnen daher vor.

Donald Meichenbaum, ein kanadischer Psychologe, hat eine Reihe von Verfahren entwickelt, um Menschen zu helfen, reale Probleme zu lösen. Er fand heraus, dass Personen zu zwei Schwierigkeiten beim Problemlösen neigen.

Erstens ist es die Tendenz, das Problem vage und katastrophal zu betrachten. Dies bedeutet, dass man überwältigt wird und den Blick für das Spezifische verliert. Es ist hilfreicher, das Problem objektiv und detailliert zu betrachten, als auf Gedanken oder Gefühle zu fokussieren. Wenn Sie z. B. das Problem mit Ihrem rebellischen Kind als «Simon ist sehr unhöflich» beschreiben, so ist dies sehr vage. Wenn Sie das Verhalten als «Simon kümmert sich überhaupt nicht um meine Gefühle und schätzt es nicht, was ich all die Jahre für ihn getan habe» formulieren, ist dies zu emotional. Sowohl neutraler und detaillierter – und damit besser – ist folgende Beschreibung: «Simon erledigt die Hausarbeiten nicht, die ihm aufgetragen wurden, und teilt mir nicht mit, wann er abends nach Hause kommt.» Ein Teil der Fähigkeit zur Problembeschreibung ist es, das reale Problem zu identifizieren. Wenn etwa Ihr Kind Schwierigkeiten in der Schule hat, so sollten verschiedene Lösungen in Betracht gezogen werden, welche die Schwierigkeiten des Kindes, die Lehrer, seine Freunde und sein Zuhause in den Blick nehmen.

Die zweite Schwierigkeit besteht darin, dass einem manchmal schlicht keine Problemlösung einfällt. In diesen Situationen kann Brainstorming

Beispiel für ein Aktivitätentagebuch: Susanne

Aktivitätentagebuch — Datum: Sonntag 23.10.

Was habe ich heute erledigt?	Was habe ich geplant, aber nicht erledigt?	Was wollte ich machen, hatte aber keine Zeit dazu?
Katzenkistchen geleert	Bestandsprüfung erledigen	Aerobic
Frühstück für die Familie vorbereitet	Aerobic	Freunde anrufen
bei der Arbeit an der Bestandsprüfung gearbeitet	an einem Bericht arbeiten, der in 5 Tagen fällig ist	den Brief an meine Schwester zu Ende schreiben
Berichte für den Arbeitskollegen geschrieben	mit dem Vorgesetzten koordinieren	vor dem Zubettgehen ein Buch lesen
Kassenbericht für den Verein geprüft		Wäsche waschen
mit einem wütenden Klienten gesprochen		mit der Katze spielen
einem Arbeitskollegen bei einer Recherche geholfen		
Kaffee mit einem Job-Kandidaten		
Mittagessen für morgen für die Kinder vorbereitet		
Wäsche gemacht		

nützlich sein. Brainstorming bedeutet, dass Sie sich jede mögliche Lösung überlegen, egal wie unsinnig oder lächerlich sie klingen mag. Die Idee dahinter besteht darin, dass Sie merken, dass auch potenziell gute Lösungen darunter sind, an die Sie nicht gedacht haben. Nachdem Sie einige mögliche Lösungen gefunden haben, wählen Sie die praktischsten aus und entscheiden Sie, welche die beste ist. Es ist hilfreich, die Lösungen zu ordnen, von der besten bis zur schlechtesten. Generieren Sie mehrere verschiedene Lösungen, damit Sie einen Plan B haben, falls Plan A nicht funktioniert. Schlussendlich ist es wichtig, eine Idee davon zu haben, wie die Lösung verwirklicht werden kann.

Ein Entwurf für das Brainstorming

Wenn Sie mit Problemen oder Krisen konfrontiert werden, so kann Ihnen ein Brainstorming helfen:

1. Schreiben Sie auf, welches das spezifische Problem ist. Vermeiden Sie eine vage, generalisierte oder zu emotionale Beschreibung des Problems.
2. Lassen Sie Ihre Gedanken schweifen und schreiben Sie alle möglichen Lösungen auf, die Ihnen in den Sinn kommen, egal wie albern oder lächerlich sie klingen.
3. Bilden Sie eine Rangfolge der Lösungen, von der besten zur schlechtesten. Orientieren Sie sich dabei daran, wie praktisch und sinnvoll sie sind.
4. Entscheiden Sie, inwieweit eine Lösung auch praktisch durchführbar ist. Beurteilen Sie die Wahrscheinlichkeit, dass die Lösungen funktionieren.
5. Verwirklichen Sie den Plan mit der sinnvollsten Lösung. Falls diese Lösung nicht das Problem löst, so gehen Sie auf Ihrer Liste zur nächstbesten Lösung und versuchen Sie es so lange, bis Sie das Problem erfolgreich gelöst haben.

Brainstorming kann auch gut zu zweit, in der Familie oder in Gruppen durchgeführt werden. Zentral ist dabei, dass in einem ersten Schritt alle Möglichkeiten gesammelt werden, ohne sie sofort zu werten. In einem zweiten Teil können die verschiedenen Lösungen in einer wertschätzenden Atmosphäre ausgehandelt werden.

Ein Beispiel: Michael, ein Patient von uns, klagte über sein altes Auto, das sehr hohe Reparaturkosten verursacht. Michael bräuchte Hunderte von Franken für das Autogetriebe und zusätzliche Motorteile. Wir schlugen ihm ein Brainstorming vor, um eine Lösung zu finden. Die Resultate seines Brainstormings sind in der folgenden Tabelle aufgeführt: Offensichtlich ist momentan die beste Möglichkeit für Michael, eine Zweitmeinung bei einem anderen Mechaniker einzuholen. Möglicherweise verbaut der Mechaniker von Michael zu teure Ersatzteile. Eine Zweitmeinung einzuholen, erscheint als die beste Lösung, die er als Erstes versuchen will.

Die zweitbeste Lösung für Michael ist, dass er momentan auf ein Auto verzichtet, zwischendurch das Auto seines Bruders ausleiht und auf ein neues Auto spart. Michael würde diese Lösung in Betracht ziehen, falls ein zweiter Mechaniker ebenfalls zu dem Schluss kommt, dass die Reparaturkosten gerechtfertigt sind. Bei genauem Hinsehen realisiert Michael, dass er mehr Geld für die Reparaturen ausgeben würde als ein neuwertiger Gebrauchtwagen kosten würde. Die siebtbeste Lösung, wonach er absichtlich das Auto abfackeln würde, um das Versicherungsgeld einzukassieren, wäre die am wenigsten geeignete Lösung und dazu verboten.

Brainstorming kann Ihnen eine neue Perspektive auf Ihre aktuellen Probleme und Lösungswege dafür aufzeigen. Wichtig ist, dass Sie beim Schritt 2 wirklich Ihre Gedanken schweifen lassen und unvoreingenommen die Ideen sammeln, ohne sie als unmöglich, albern oder dumm abzutun. Oftmals bieten sie die Möglichkeiten, den Fokus zu öffnen, so dass Platz für neue Lösungen entstehen kann.

Schauen wir uns Michaels Wahrscheinlichkeitseinschätzung an. Obwohl er davon ausgeht, dass der Versuch, das Auto zu verkaufen und ein neues zu kaufen, zu 100 % funktioniert, so ist doch das Einholen einer Zweitmeinung bei einem anderen Mechaniker seine erste Wahl. Michael macht für sich eine Kosten-Nutzen-Analyse, bei der er sich mit den einzelnen Vor- und Nachteilen auseinandersetzt. (Brainstorming Beispiel, Seite 152).

Beispiel für ein Brainstorming

Brainstorming: zu viel Geld für das alte Auto ausgeben

Mögliche Lösungen	Rangliste, wie praktisch/vernünftig es ist (1 ist das beste)	Wahrscheinlichkeit, dass die Lösung funktioniert (0 %–100 %)
versuchen, das Auto zu verkaufen und ein neues zu kaufen	3	100
bei einem anderen Mechaniker eine Zweitmeinung einholen	1	95
sofort im Internet einen billigen Gebrauchtwagen kaufen	4	70
mit dem bisherigen Mechaniker eine Lösung finden	6	10
einen Kredit aufnehmen und einen neuen Motor und ein Getriebe kaufen	5	60
das Auto meines Bruders ausleihen, bis ich genug Geld für einen neuwertigen Gebrauchtwagen habe	2	90
das Auto abfackeln oder einen Totalschaden machen, um das Versicherungsgeld zu kassieren	7	2

Themenblock 11: Medikamente gegen die Angst

Ziele:
- Die verschiedenen Medikamente kennen, die Ängste beeinflussen können
- Mit dem Arzt / der Ärztin darüber sprechen, Medikamente abzusetzen, falls Sie momentan welche nehmen

Gründe für eine medikamentöse Behandlung der Ängste

Möglicherweise waren Sie, wie viele andere Menschen mit Angststörungen, bereits bei Ihrem Hausarzt, der Ihnen ein mildes Beruhigungsmittel verschrieben hat. Vielleicht nehmen Sie dieses Medikament regelmäßig oder nur dann, wenn Sie besonders nervös oder ängstlich sind. Viele Teilnehmer unserer Therapie nehmen überhaupt keine Medikamente oder nehmen sie nur deshalb, weil ihr Hausarzt sie verschrieben hat. Sie nehmen die Medikamente aus verschiedenen Gründen. Für einige ist die Angst so erdrückend, dass sie das Gefühl haben, nicht einen Tag ohne Medikamente überstehen zu können. Einige Medikamente benötigen drei Wochen, bis die Wirkung einsetzt. Bei einigen setzt die Wirkung aber bereits nach einem oder zwei Tagen ein oder sie wirken unmittelbar. Oftmals brauchen therapeutische Veränderungen etwas länger, und Medikamente sind deshalb kurzfristig gesehen manchmal effizienter. Andere Menschen haben vielleicht im Moment keine Zeit, um das Therapieprogramm intensiv durchzuarbeiten, und denken, dass Medikamente die bessere Möglichkeit sind. Und nochmals andere denken vielleicht, dass Medikamente für ihr Problem die beste Lösung sind und sie die Therapie nicht durchstehen.

Beinahe 60 % der Personen, die sich in psychotherapeutische Behandlung kommen, verwenden angstlösende Medikamente gegen ihre Ängste oder aktuellen Krisen.

Wie bereits in der Einleitung erwähnt, haben wir Ihnen empfohlen, während der Therapie mit der medikamentösen Behandlung fortzufahren (falls eine solche im Voraus angesetzt worden ist). Etwa die Hälfte der Teilnehmenden setzt die Medikamente am Ende der Therapie von sich aus (mithilfe des Arztes) ab, und die meisten anderen schleichen irgendwann während des ersten Jahres nach Beenden der Therapie die angstlösenden Medikamente aus. Weiter unten ist beschrieben, wie Sie auf Medikamente verzichten können.

Wenn die korrekte Dosis verschrieben wurde, können Medikamente den Angstgefühlen kurzfristig sicherlich entgegenwirken. Viele dieser Medikamente nützen langfristig gesehen aber wenig, es sei denn, Sie nehmen sie auf unbestimmte Zeit. Aber auch dann können die Medikamente an Wirkung verlieren, wenn Sie nicht zusätzlich neue Verhaltensweisen einüben, mit Ihren Ängsten adäquater umzugehen.

Manche Patienten lassen sich während einiger Monate medikamentös behandeln und hören danach wieder damit auf, ohne eine Therapie zu durchlaufen. Möglicherweise hat sich der Stress bei diesen Personen von selbst gelöst, es gab neurobiologische Veränderungen bei der emotionalen Empfindlichkeit oder die Einstellung gegenüber den Ängsten hat sich verändert.

Beruhigungsmittel / Angstlösende Medikamente / Tranquilizer

Benzodiazepine, besser bekannt als schwache Beruhigungsmittel, werden bei Angststörungen oft verschrieben. Es gibt viel zu viele Typen und Marken schwacher Beruhigungsmittel, um sie alle hier aufführen zu können. Die häufigsten vier sind aber: Diazepam (Handelsnamen: Valium, Paceum), Alprazolam (Handelsname: Xanax), Lorazepam (Handelsname: Temesta) und Clonazepam (Handelsname: Rivotil).

Üblicherweise werden diese Medikamente für die kurzfristige Behandlung von Angstzuständen verschrieben. Untersuchungen zeigen, dass diese Medikamente für die kurzfristige Behandlung zwar effektiv, bei längerer Einnahme aber wenig hilfreich sind. Der Grund dafür ist, dass der Körper nach einigen Wochen eine Toleranz gegenüber diesen Medikamenten entwickelt. Damit das Medikament seine Wirkung immer noch entfalten kann, müsste die Dosis erhöht werden. Wenn Sie dann nicht mit Ihrem Arzt zusammenarbeiten, besteht die Gefahr, dass Sie psychisch oder physisch abhängig werden. Effektiv gehören die Benzodiazepine zu den meist missbrauchten medizinischen Drogen. Wenn sich eine Abhängigkeit entwickelt hat, kann es aufgrund der Entzugserscheinungen sehr schwer sein, wieder davon loszukommen. Die Entzugserscheinungen sind sehr perfide, da Sie während der Zeit des Entzugs die Angstsymptome verstärkt spüren. Dazu kommt, dass viele Menschen einen Rückfall erleiden, wenn sie die Medikamente absetzen. Aus diesen Gründen sollten Sie bei der Reduzierung der Dosierung mit Ihrem Arzt eng zusammenarbeiten.

Viele Ärzte empfehlen angstlösende Medikamente in jedem Fall nur als kurzfristige Hilfe und nur während vorübergehender, starker Angststörungen. Der Zweck der Medikamente ist es, Ihnen zu helfen, eine schwierige Situation zu überstehen. Nachdem sich diese Situation normalisiert hat, sollten die Medikamente abgesetzt werden, um eine Abhängigkeit zu verhindern.

Antidepressiva mit angstlösenden Eigenschaften

Es besteht eine breite Übereinstimmung, dass Antidepressiva mit angstlösenden Eigenschaften die erste Wahl bei der medikamentösen Behandlung der generalisierten Angststörung sind. Selektive Serotonin-Wiederaufnahmehemmer (SSRI) und Serotonin-Noradrenalin-Wiederaufnahmehemmer (SNRI) sind dabei die beliebtesten Medikamente. Diese beiden Medikamentengruppen sind, in Kombination mit einer Therapie, vergleichbar effektiv. Das größte Problem dieser Medikamente ist, dass ihre Wirkung erst nach etwa drei oder mehr Wochen einsetzt und dass sie während dieser Zeit geringe Nebenwirkungen verursachen können. Für einige Patienten gleichen diese Nebenwirkungen den Angstsymptomen. Eine größere und weit verbreitete Nebenwirkung sind Sexualfunktionsstörungen. Trotz allem sind diese Medikamente im Falle einer generalisierten Angststörung aber am besten geeignet. Paroxetin (Handelsname: Deroxat), Venlafaxin (Handelsname: Efexor) und Escitalopram (Handelsname: Cipralex) sind Medikamente dieser Gruppen. Deroxat und Efexor haben eine längere Wirkungsdauer, und es wird deshalb eine geringere Dosis pro Tag verschrieben.

Manchmal wird gegen Angstzustände auch eine ältere Sorte von Antidepressiva verschrieben: trizyklische Antidepressiva wie z. B. Imipramin (Handelsname: Zoloft) und Clomipramin (Handelsname: Anafranil). Der Effekt dieser Medikamente ist zwar etwa derselbe wie bei den SSRI oder SNRI, bei manchen Menschen setzen aber Nebenwirkungen ein, die ähnlich den Angstzuständen sind. Obwohl die Nebeneffekte nach etwa drei bis vier Wochen aufhören, haben viele Personen Mühe, diese erste Zeit zu überstehen. Auf der anderen Seite ist das Absetzen von trizyklischen Antidepressiva aber einfacher als diejenige von Benzodiazepinen. Die Rückfallrate während der ersten sechs Monate nach Absetzung der Medikamente liegt aber dennoch bei etwa 50 %.

Betablocker

Viele Menschen nehmen Betablocker, um ihren Blutdruck zu senken oder ihre Herzfrequenz zu regulieren. Diese Medikamente reagieren auf bestimmte Rezeptoren, die Beta-Rezeptoren, welche mit der physischen Erregung in Zusammenhang stehen. Wenn also jemand aus medizinischen Gründen physische Erregung vermeiden muss, werden Betablocker oft verschrieben. Es gibt viele verschiedene Betablocker, der bekannteste ist Propranolol (Handelsname: Inderal). Man würde glauben, dass jedes Medikament, das Erregung reduziert, nützlich wäre, zumal die Erregung ein großer Bestandteil von Angst ist. Obwohl sich Menschen nach der Einnahme von Inderal vereinzelt besser fühlen, gibt es aber wenig bis gar keine Beweise dafür, dass Inderal bei Angstzuständen wirklich hilft. Psychiater, die sich mit der medikamentösen Behandlung von Angstzuständen auskennen, verschreiben Inderal nur sehr selten.

Medikamente absetzen

Gegen Ende einer Psychotherapie kann es sein, dass die Patienten ihre Medikamente absetzen möchten. Eventuell haben Sie dies bereits im Verlauf der Therapie getan. Wenn nicht, machen Sie es zusammen mit Ihrem Arzt oder Ihrer Ärztin. Nur er oder sie kann entscheiden, wann der richtige

Zeitpunkt da ist, um Ihre Dosis stetig so zu reduzieren, bis Sie schlussendlich ganz darauf verzichten können. Das ist vor allem für jene Medikamente wichtig, von denen man nur schwer wegkommt, z. B. Temesta. Da Sie nun während dieser Therapie viel gelernt haben, sollte die Absetzung der Medikamente keine Mühe bereiten. Folgen Sie untenstehenden Anweisungen:

1. Schleichen Sie die Medikamente langsam aus. Setzen Sie sie nicht von einem Tag auf den anderen ab. Zur Erinnerung: Ihr Arzt kann Ihnen am besten sagen, in welchem Tempo Sie die Dosis reduzieren sollten.
2. Setzen Sie sich ein Ziel, bis wann Sie die Medikamente ganz absetzen wollen. Wie bereits erwähnt, sollten Sie auch das mit Ihrem Arzt/Ihrer Ärztin besprechen. Setzen Sie sich einen sinnvollen Zeitpunkt. Das Datum sollte aber auch nicht zu weit in der Zukunft liegen. Üblicherweise gilt: Je eher, desto besser, solange es in den mit Ihrem Arzt vereinbarten Zeitplan passt.
3. Wenden Sie für die Absetzung der Medikamente die Grundsätze und die Fähigkeiten an, die Sie während dieser Therapie entwickelt und gestärkt haben.

Der Grund dafür, dass dieses Thema erst jetzt angesprochen wird, ist, dass Sie zuerst lernen sollten, mit Ihren Ängsten und Sorgen umzugehen, bevor Sie Ihre Medikamente erfolgreich absetzen. Einer der Gründe dafür ist, dass Sie Ihre Angst möglicherweise noch intensiver empfinden werden, während Sie Ihre Medikamente absetzen. Vor allem dann, wenn Sie schwache Beruhigungsmittel einnehmen. Wenn Sie keine Medikamente genommen haben, sollten Sie Ihre Ängste nun im Griff haben. Wenn Sie Medikamente genommen haben und diese jetzt absetzen, werden Sie die gelernten Grundsätze dieser Therapie anwenden müssen, wenn die Ängste aufkommen. Viele Patienten haben aber kein Problem damit. Diese Personen erleben keine neuen Angstzustände mehr, während sie die Medikamente absetzen. Seien Sie aber nicht beunruhigt, wenn sich Ihre Angstgefühle – vor allem beim Absetzen der Benzodiazepine – trotzdem verstärken sollten. Dieser Zustand wird nur eine bis maximal zwei Wochen andauern, bis die Medikamentenrückstände ganz aus Ihrem Körper verschwunden sind. Vergegenwärtigen Sie sich Ihre gestärkten Fähigkeiten, mit den Ängsten umzugehen.

Themenblock 12: Ihre Errungenschaften und Ihre Zukunft

Ziele:

- Das Erreichte evaluieren
- Mögliche nächste Schritte bestimmen
- Mögliche Strategien kennen, wie Sie Ihren Fortschritt erhalten können
- Stresssituationen als Auslöser beachten

Selbst-Evaluation

Es ist nun an der Zeit, die Veränderungen, die Sie während der Therapie gemacht haben, anhand des nachstehenden Bogens zur Selbst-Evaluation zu betrachten. Diese lassen sich durch Ihre Tagebücher und Dokumentationen beurteilen. Vielleicht haben Sie in der Therapie weitere Fragebogen ausgefüllt, die Sie nun einbeziehen können. Vergleichen Sie die Veränderungen der Häufigkeit der Angstepisoden pro Woche, von der ersten Woche an bis heute. Typischerweise sind Höhen und Tiefen zu erkennen. Wenn Sie über den Verlauf der Therapie insgesamt einen Rückgang der Angstepisoden feststellen können, so kreuzen Sie «Ja» auf dem Selbst-Evaluationsbogen bei «Anzahl der Angstepisoden» an. Wenn sich die Anzahl der Episoden nicht verringert oder gar erhöht hat, so kreuzen Sie «Nein» an. Bewerten Sie auf die gleiche Weise die maximale Angst für jede Woche. Wenn Sie eine Reduktion der Angst während des Tages feststellen konnten, so kreuzen Sie «Ja» bei «Maximale tägliche Angst» an. Falls sich Ihre durchschnittliche maximale tägliche Angst nicht verändert oder zugenommen hat, so kreuzen Sie «Nein» an.

Denken Sie als Nächstes an die angstauslösenden Bilder, mit denen Sie sich im Themenblock 8 konfrontiert haben. Vergleichen Sie Ihre anfängliche Angst mit der jetzigen, wenn Sie sich diese Angstszenarien vorstellen. Wenn Ihnen diese Angstszenarien weniger beängstigend erscheinen, so kreuzen Sie «Ja» bei «Katastrophenbilder» an. Kreuzen Sie hingegen «Nein» an, wenn Ihre Angst in Bezug auf diese Bilder nicht abgenommen hat.

Betrachten Sie schließlich die Liste mit Verhaltensänderungen (vgl. Themenblock 9 ab Seite 129), die Sie herausgearbeitet haben, um das ängstliche Verhalten zu ersetzen. Bewerten Sie das Angstniveau für jedes *neue* Verhalten. Falls Sie heute Ihre Angst niedriger bewerten, als Sie es damals taten, so kreuzen Sie «Ja» bei «Weniger Angst bei neuem Verhalten» an. Wenn dies nicht der Fall ist, so kreuzen Sie «Nein» an.

Wenn Sie zwei oder mehr «Ja»-Antworten haben, so haben Sie in Ihrer Therapie erhebliche Veränderungen erlebt. Falls Sie drei oder vier «Nein»-Antworten angekreuzt haben, so besteht weiterhin Raum für Veränderungen. Bleiben Sie dran!

Selbst-Evaluation

	JA	NEIN
Rückgang der Anzahl der Angstepisoden?	☐	☐
Rückgang der maximalen täglichen Angst?	☐	☐
Katastrophenbilder weniger beängstigend?	☐	☐
Weniger Angst bei neuem Verhalten?	☐	☐

Was kommt als Nächstes?

Beurteilen Sie aufgrund Ihrer Selbst-Evaluation, ob Sie von der Therapie profitieren konnten oder ob Sie sich noch deutlich verbessern könnten. Wenn Sie merkbare Veränderungen berichten können, so können Sie als Nächstes verbleibende Problembereiche identifizieren und mit den gelernten Prinzipien und Strategien bearbeiten. Denken Sie an alle möglichen Schwierigkeiten, wie Sie auf Ereignisse reagieren (etwa die Tendenz, die Wahrscheinlichkeiten zu überschätzen oder zu katastrophisieren), an wiederkehrende Sorgen, die Sie als lästig empfinden und dennoch nicht loswerden, oder an Sicherheitsverhalten. Die entsprechenden Themenblöcke werden Ihnen bei der Bewältigung dieser Themen helfen.

Falls Sie finden, dass Sie noch einen langen Weg vor sich haben, betrachten Sie die folgenden möglichen Gründe, warum die Therapie nicht so funktioniert hat, wie Sie es sich wohl gewünscht haben:

- Die ursprüngliche Entscheidung, dass diese Therapie für Sie geeignet sein könnte, war vielleicht nicht präzise genug. Dies ist der Fall, wenn Sie während der Therapie festgestellt haben, dass ein Großteil der Materialien nicht für Ihre Probleme relevant ist. In diesem Fall sollten Sie mit einer Fachperson nach einer passenderen Therapie suchen.
- Manche Lebenssituationen brauchen einfach mehr Zeit, um das Gelernte einer Therapie zu festigen, was von verschiedenen (internen und auch externen) Faktoren abhängig sein kann. Zusätzlich benötigte Zeit ist jedenfalls kein Indikator dafür, dass die Therapie nicht erfolgreich ist. Fall Sie einige Fortschritte feststellen konnten, so sind Sie auf einem guten Weg. Wenden Sie die gelernten Strategien weiterhin an. Viele Patienten verzeichnen auch nach der Therapie deutliche Veränderungen in die für sie positive Richtung. Wenn Sie gar keine Fortschritte feststellen können, so ist der erste Grund wahrscheinlicher.
- Die Therapie ist zwar passend, aber Sie haben nicht genug Aufwand betreiben können, damit sie erfolgreich wirken kann. Dies ist der häufigste Grund, wenn die Therapie nicht den gewünschten Erfolg zeigt. Haben Sie regelmäßig und genug geübt? Vielleicht sind Ereignisse aufgetreten, die Sie von der Therapie abgelenkt haben, wie z. B. eine familiäre Krise oder Eheprobleme. Wenn ja, waren möglicherweise andere Themen im Vordergrund. Falls Sie momentan zu wenig motiviert sind (Sie haben beispielsweise nicht geübt, obwohl Sie Zeit gehabt hätten), dann ziehen Sie in Betracht, die Therapie zu stoppen und Ihre Ängste zu einem späteren Zeitpunkt anzugehen.
- Eine weitere Möglichkeit besteht darin, dass Sie die wichtigsten Aussagen der Therapie nicht in vollem Umfang verstanden haben. In diesem Fall schlagen wir vor, dass Sie die wichtigsten Punkte nochmals genau durchgehen und bei Bedarf Fragen stellen. Es ist üblich, dass die Patienten das Manual auch nach ihrer Therapie zwischendurch wieder zur Hand nehmen.
- Schlussendlich kann der Mangel an Erfolg auch darauf zurückzuführen sein, wie Sie Erfolg definieren. Um etwas zu übertreiben: Falls Sie

auf die Zeit warten, in der Sie absolut keine Sorgen, Ängste und Spannungen mehr spüren, so haben Sie möglicherweise etwas unrealistische Zielvorstellungen. Damit meinen wir aber nicht, dass Lebensziele, -wünsche und -träume nicht wichtig seien. Im Gegenteil: Oftmals bieten eine Therapie und die damit verbundenen Veränderungen neue Freiräume, die sorgfältig erprobt werden müssen.

Wie können Sie Ihren Erfolg beibehalten?

Wenn Sie während Ihrer Therapie Veränderungen in Ihr Leben gebracht haben, so stellen Sie sich vielleicht die Frage, wie Sie Ihren Erfolg beibehalten können. Manche Menschen fragen sich, ob sie immer ängstlich sein werden und ob die Therapie sie nur gelehrt hat, die zugrundeliegende Angst zu unterdrücken. Es ist wichtig, sich in Erinnerung zu behalten, dass Angst ein ganz natürlicher menschlicher Zug ist. Alle von uns erleben Angst, und es wäre unangepasst an die Realität, wenn wir die Angst voll und ganz aus unserem Leben beseitigen würden. Der Prozess, exzessive Angst kontrollieren zu lernen, funktioniert wie bei jedem anderen erlernten Verhalten: Zuerst muss dieses erlernt und dann gefestigt werden, so dass es zur Routine wird. Allerdings wird es immer einige Situationen geben, wo wir besonders empfänglich dafür sind, uns in einen Sorgenprozess zu verstricken.

Das Ziel der Therapie liegt nicht darin, die Ängste voll und ganz zu unterdrücken. Im Gegenteil, die Strategien sollen den Umgang mit Ängsten so verändern, dass Sie auf Ihre Ängste flexibler reagieren können und sich weniger in Sorgenketten verstricken. Es kann äußerst hilfreich und sinnvoll sein, gelegentlich den Inhalt der verschieden Themenblöcke zu rekapitulieren. Sehen Sie einen Rückfall nicht als Beweis des Verlusts aller Fortschritte, die Sie gemacht haben. Im Gegenteil, es kann sein, dass Sie sich gerade dann in einer besonders herausfordernden Situation befanden, in der die gelernten Strategien noch nicht automatisch greifen konnten. Sie haben dann die Chance, sie erneut und bewusst zu erlernen. Die Veränderungen während der Therapie sind grundsätzlich der Beweis dafür, dass Sie sich diesen zukünftigen Situationen stellen können.

Stresssituationen als mögliche Auslöser

In unserer Arbeit haben wir festgestellt, dass in Zeiten mit hohem Stresspotenzial die Wahrscheinlichkeit erhöht sein kann, große Ängste zu erleben. Dies kann sowohl mit positiven Stressereignissen (z. B. eine Beförderung oder die Geburt eines Kindes) als auch negativen (z. B. jemand Nahestehendes zu verlieren) in Zusammenhang stehen. Ein hohes Maß an Stress kann dazu führen, dass Sie sich körperlich angespannt fühlen. Dies kann mit einem Anstieg der Sorgen einhergehen und so einen Aufschaukelungsprozess anwerfen. Ein Schlüssel, in diesen Situationen adäquat zu reagieren, liegt darin, sich der in der Therapie erlernten Strategien wieder bewusst zu werden und diese systematisch anzuwenden. Falls die Stresssituationen voraussehbar sind, so planen Sie gezielt Zeitfenster ein, in denen sie sich entspannen können. Sich zwischendurch zurückziehen zu können und kleine Pausen zu machen, kann in solchen Situationen äußerst hilfreich sein.

Viel Glück und Lebensfreude!

Anzeigen